冠心病

居家调养 保健百科

主编　**田建华**（主任医师，中国心血管疾病专业委员会委员）
　　　张　伟（主任医师，副主任药师，硕士研究生导师）

U0343054

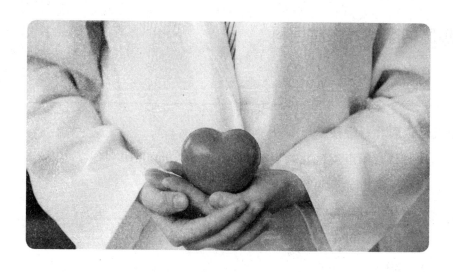

河北科学技术出版社
·石家庄·

主编：田建华 张 伟

编委：张仲源 王达亮 土荣华 凌 云 宋璐璐

　　　贾民勇 周建党 牛林敬 易 磊 李 婷

图书在版编目（CIP）数据

冠心病居家调养保健百科 / 田建华，张伟主编. --
石家庄：河北科学技术出版社，2013.2（2020.11重印）

ISBN 978 - 7 - 5375 - 5601 - 9

Ⅰ．①冠… Ⅱ．①田… ②张… Ⅲ．①冠心病-防治
Ⅳ．①R541.4

中国版本图书馆CIP数据核字（2012）第299766号

冠心病居家调养保健百科

田建华 张 伟 主编

出版发行：河北科学技术出版社

地　　址：石家庄市友谊北大街330号（邮编：050061）

印　　刷：三河市金泰源印务有限公司

经　　销：新华书店

开　　本：710×1000　1/16

印　　张：20

字　　数：250千字

版　　次：2013年3月第1版

印　　次：2020年11月第2次印刷

定　　价：89.00元

前　言

防控冠心病，远离"杀手"威胁

什么是"福"？有人会想，家庭和睦就是"福"；也有人感觉有钱便是"福"；还有人甚至感觉只要自由自在便是"福"。但对于中老年或是患上慢性病的人来说，拥有一个健康的身体那才是一生最大的福气。

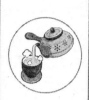

近年来，我国冠心病的发病人数呈上升趋势，并且患病年龄趋于年轻化。目前，我国因心脑血管病所致死亡者约占总死亡人数的45％，每年超过100万人死于冠心病。

冠心病的发生有一些预兆性的症状，如果不重视，不及时检查、治疗，很容易在发作时，威胁患者的生命。

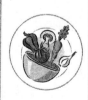

为了帮助广大冠心病患者早日摆脱病魔的困扰，能够充满活力地投身于工作、学习和生活中，

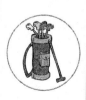

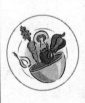

我们特组织有关专家精心编写了这本《冠心病居家调养保健百科》。本书以实用性为目的，本着科学严谨的态度，采用通俗易懂的语言，从冠心病的症状、病因、分型、求医、问药、误区、检查、预防、治疗等多方面指导冠心病患者从一点一滴做起，从而大大降低心肌梗死、心绞痛、心力衰竭等的发生。为了保障患者能在日常生活中轻松地控制病症，书中还具体介绍了冠心病患者如何食疗食养、运动强心、科学用药、按摩、足浴、日常保健等疗法，不仅内容丰富，涉及面广，实用性亦很强。此外，本书还专为一些冠心病患者家庭提供急救方法，一般患者家属能在第一时间给予正确的救治，这也可大大降低心肌梗死、猝死等情况的发生概率。

衷心地希望这本书能指引你走出冠心病的困境，用科学知识构建你的"健康桥"，让你的心脏逐渐强健起来。

编 者

目 录

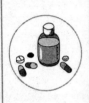
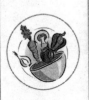
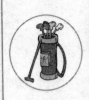

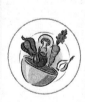

第二章　食养食疗，健康又受用的保心妙法

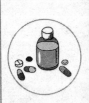

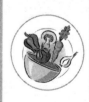

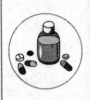
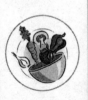
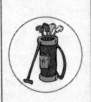

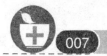

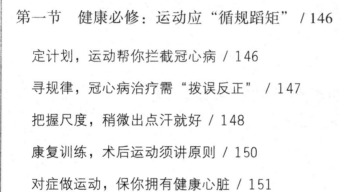

第三章 运动保心，举手投足间的养生智慧

第四章 按摩+足浴，献给冠心病的中医疗法

第五章　科学用药，"中西合璧"疗效好

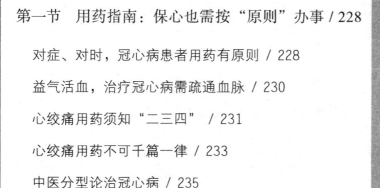

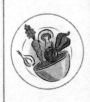

第六章 日常保健，调控你的健康生活

第一章

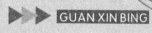

冠心病，威胁生命的"杀手"

心脏是人体的重要器官，它的作用就好比是一个永不停止工作的泵，随着心脏每次收缩将携带氧气和营养物质的血流经主动脉输送到全身，以供给各组织细胞代谢需要。但如果心脏上的冠状动脉出现问题，血液流通受阻，使得心肌缺血，随之便会引发冠心病，如果得不到及时救治，很可能威胁生命。因此，患者及家属应多了解有关冠心病的相关知识，无论预防还是治疗都要做到心中有数，从而最大限度远离生命的"杀手"——冠心病。

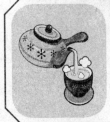

第一节

观症状：你的身体"会说话"

"呜哇……呜哇……"，随着急促的急救声，一位50岁左右的中年人被担架抬上了救护车，在车上，医生又是戴氧气罩，又是输液，一副刻不容缓的样子，那么，这位中年人到底怎么了？原来是冠心病发作了。既然如此厉害，那么，能不能在冠心病发作前就有一个大体的预判呢？研究发现，观察冠心病的"症状"，在冠心病发作前，能很好地防治冠心病突发带来的健康威胁。

症状1：疼痛耳鸣

冠心病复发率高，患者尤其要注意日常一些发作的信号，以防贻误救治时机。据报道，相声大师侯耀文在中午前后吃了面条以后就觉得上腹部疼，并且吐，到了晚上六七点钟的时候不行了，叫了救护车。从医学的角度来看，实际上他心肌梗死已经6个小时了。所以，日常生活中，如果上腹部疼，伴有恶心呕吐很厉害，首先应该想到的是心脏问题，而不是简单地认为吃的东西不对胃口。

疼痛是冠心病发作的一个重要信号，尤其是有家族病史者，更要留心和警惕。当出现以下这些部位疼痛时，应提高警惕，及时就医，以防意外。

1.牙痛

突然发作，疼痛剧烈，但说不准痛点究竟在哪一个牙齿。检查时牙齿完好无损，亦无任何发炎征象，服用一般的止痛药无效。

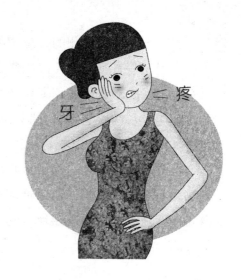

2.肩痛

左侧的肩、臂及手掌内侧的3个手指，出现阵发性放射痛，不受气候影响，不可误为关节炎。

3.头痛

临床医生发现部分冠心病患者在心肌梗死发作时，不是传统的心前区疼痛，而是以头痛为主。原因在于：这些病人心肌梗死后，心脏输出血量大幅度下降，导致脑的血液循环减少，加上血管张力的改变，引起的反射性脑血管收缩，发生暂时性缺血、缺氧而头痛。

4.腹痛

少数冠心病患者表现为上腹部胀痛，伴有恶心、呕吐等症状，排除急性胃肠炎、胃神经官能症等疾病后，应考虑为冠心病。

5.腿痛

一些患者心绞痛发作时无其他症状，仅为下肢疼痛，可表现为单腿痛，也可表现为双腿痛。凡有冠心病史的中老年人，发现无法用腿部疾病解释的腿痛时，应想到是患了心肌梗死，并及时服药或就诊。

6.耳鸣

耳鸣可能就是冠心病的先兆。专家称，由于耳蜗对缺血、缺氧的感觉非常灵敏，因此有耳鸣的冠心病患者，其耳鸣常常是先于心绞痛出现。这就提醒我们，当一个人尤其是老人突然出现耳鸣症状，在做正常的检查时，也别忘了去查查血压、心电图，检查一下是否有隐性心脏病的存在。

美国北卡罗来纳州的一位学者，曾用老鼠进行观察研究，结果发现，当用一些有害条件（高脂饮食、长期噪声等）刺激这些老鼠时，耳蜗中出现的缺血性病理变化要比心肌改变早得多。实际上，临床实验也证明，一些中老年冠心病者在发病前会出现加重的耳鸣。可见，出现耳鸣常常预示着冠心病的隐患。

但需要注意的是，除了冠心病，诸如高血压、感冒、动脉硬化等疾病，也会导致耳鸣。当颈椎病、慢性肾病、糖尿病等疾病出现，全身功能紊乱时，也可以出现耳鸣。但这种耳鸣是会随着疾病的康复而消失的。

症状2：心力衰竭

心力衰竭又叫"心肌衰竭"，在中医学中属"水肿"、"心悸怔忡"、"喘证"、"痰饮"等范畴。它是由于心主血脉功能失常和气虚阳微导致血行无力而造成的。现代医学则指心脏当时不能搏出同静脉回流及身体组织代谢所需相称的血液供应。这往往是由各种疾病引起心肌收缩能力减弱，从而使心脏的血液输出量减少，不足以满足机体的需要，并由此产生一系列的症状和体征。

事实上，这一系列的症状和体征就是早期心衰的"蛛丝马迹"，因此，掌握心衰的早期特点，也就能很好地帮助我们捕捉心力衰竭的信号，及早识别，及时治疗，预后良好。

倦怠乏力、失眠烦躁：如果夜间睡眠时有烦躁、失眠，有冠心病、高血压或肺心病史者，近日出现倦怠乏力、反应迟钝、淡漠、厌食、嗜睡或睡中常醒等症状，应是心衰的早期表现之一，也就是脑供血不足的表现，应去医院检查。

夜间气喘：有冠心病史，夜间睡眠必须垫高枕头才觉舒服，平卧后出现咳嗽气促，并常在睡眠时憋醒，需坐起来喘息一阵才能逐渐缓解，这种症状是隐性心力衰竭的表现。

脉搏快或不规则：临床中心跳加快常是心力衰竭代谢的早期表现，稍加活动脉率每分钟就超过100次或有间歇脉（心律失常），都应该提示及早去医院做心电图和心功能检查。

无痛性心梗：临床中发现，心肌梗死时极易发生心力衰竭，约有25％的心梗为"无痛性心梗"。有人发现，这类病人以老年人居多，且最易出现隐性心力衰竭。因其症状不典型，往往被忽视。这类患者咳嗽痰多、胸闷不适、气短喘息等症状加重，要特别重视，不要因无心绞痛，就否定了心肌梗死、心力衰竭的可能性。

夜尿增多：有冠心病、心力衰竭的患者，在夜间平卧休息时，心脏负荷相对减轻，心输出量增加，肾灌注血量亦增加，夜尿便明显增多，这种夜尿增多的现象，提示有隐性心力衰竭发生的可能，应引起重视。

症状3：腿麻抽筋

老年人腿抽筋大多与动脉硬化有关，很可能是冠心病。

腿痛抽筋与冠心病虽然是两种不同的病症表现，但有一个共同点，那就是与动脉硬化有一定的关系。从日常生活来看，一般人发生腿抽筋现象，往往是在休息甚至睡眠的时候出现，比如受凉、缺钙、骨质疏松都可能引起。要是在活动以后三番五次出现腿麻、抽筋症状，则要警惕是否有动脉硬化。因为活

小腿抽筋

动之后，如果下肢血管狭窄或硬化，往往会导致肢体供血不足。可能是下肢有动脉硬化现象，这样人体的其他血管"质量"可能都有点令人担心了。所以此时，最好要排查一下心血管的问题了。这个时候，建议最好到心血管内科去排查一下，通过超声波等一系列检查，为冠状动脉等心脏几支主要的血管进行一下"体检"，排查是否有血管狭窄、堵塞、硬化的情况。

【经典案例】

> 退休不久的周阿姨总觉得自己小腿冰凉，还常常有酸酸麻麻的感觉。而且要是她稍微一活动，小腿就会抽筋，走起路来一瘸一拐的，但是稍事休息，症状就会缓解。周阿姨想会不会是天气寒冷，血液流通不畅，于是晚上入睡前常常用热水足浴，可是症状却没有减轻。一个偶然的机会，周阿姨在接受心口痛检查的时候，经过心电图、心脏造影等相关检查，发现她的冠状动脉的一支血管几乎全部堵塞住，心肌也有轻度损伤，医生诊断周阿姨为冠心病。

周阿姨的腿痛抽筋与冠心病有什么关系呢？老年人腿抽筋，不能简单地自我判断。比如自认为是与骨质疏松、缺钙有关，其实，老年人反复腿抽筋很可能是患上冠心病的一种表现。

症状4：洗澡中，胸闷胸痛

洗澡时胸痛在临床上经常遇到，胸痛发生的原因一般为冠心病、心绞痛、胸膜痛、胸骨或骨膜疾病引起的痛、神经痛等。许多中老年人在活动时有胸闷、胸痛，也有人在冷风中发生这些不适，少数人出现喉头发紧，这些均是心绞痛发生的情况，一般很容易被忽视或误以为是其他病。

心绞痛是人体内给心肌供应血液的血管发生病变，导致供血不足，使人感到胸闷、胸痛，特别是在活动时，如洗澡时身体表面皮肤血管扩张、血液增加，相反，此时内脏血流减少，如本来心脏已缺血，就更加重缺血，所以出现明显胸痛，而洗澡时人体的不断活动更加重心肌对血液的需求，供求关系因而更加恶化，此时应防止是典型的心绞痛发作。突然发作的心前区或胸骨后疼痛，疼痛部位多在胸骨上段或中段之后，也可能波及心前区，可扩散至左肩或左上肢前臂内侧达小指与无名指，也可表现为胃脘痛。疼痛性质多为闷胀、窒息性、压榨性，甚至有濒死的恐惧感。

【经典案例】

> 50余岁的于女士，近一年来在洗澡时经常感到前胸正中或偏左的地方疼痛，一般只要停止洗澡休息几分钟就能缓解。于是她到医院进行检查。经过一系列的检查诊断，确诊为冠心病。

日常生活，如果遇到这种情况，首先要做的就是停止一切活动，立刻就近采取半卧位休息，全身放松，然后将备用的硝酸甘油拿出一片含在舌下，如症状很快消失，则暂时休息或到医院看病，如15～20分钟仍不能缓解，则需尽快到心血管专科医院就诊。如胸痛剧烈，休息不能消失，并出大汗，则立即拨打120急救电话讲明症状，以得到及时准确的救治。

症状 5：鼾声中，呼吸暂停

目前，大多数人认为打呼噜是一种普遍存在的睡眠现象，因为司空见惯而不以为然，更有甚者会把打呼噜看成是睡得香的表现。其实打呼噜是健康的大敌。正常人在睡眠时呼吸均匀，氧气摄入量满足身体各部位的需要。而每晚7小时睡眠，呼吸暂停的人则有300～400秒处于无氧吸入状态，血氧浓度低于正常值为8%～10%，这样夜复一夜，年复一年，支离破碎的睡眠，使氧气摄入明显减少，身体各重要部位缺血缺氧，形成低氧血症，而诱发包括冠心病在内的各种严重疾病，夜间呼吸暂停时间超过120秒容易在凌晨发生猝死。

【经典案例】

> 退休后的张老伯，少了应酬，生活清闲多了，一次老伴问他："你晚上睡觉咋了？呼噜打着打着就半天不喘气，怪吓人的，要不去医院看看？"在老伴的提醒下，张老伯去医院做了检查，医生告诉他："您这是睡眠呼吸暂停综合征，情况很严重，怎么不早些看病呢？您看您经常睡觉憋气，把高血压、冠心病都憋出来了。"后来，经睡眠呼吸检测，确诊张老伯患的是冠心病。

那么，如何界定呢？每停顿10秒以上为一次呼吸暂停。睡眠一小时，有5次以上大于10秒的停顿，或睡眠7小时中，大于10秒的停顿在30次左右，即为睡眠呼吸暂停综合征。即便是如此，日常生活中，不把打呼噜当回事儿的人不在少数。今年63岁的张老伯当了40年的公务员了，因为身处政府采购科，工作的这些年头里，自然少不了喝酒、抽烟这些应酬，渐渐地，年纪大了，疾病随之而来，这呼噜也越打越响了。张老伯查出患了高血压、冠心病，药吃了不少，可身体却每况愈下。

这里需要说明的是，打呼噜是冠心病的信号，但并非是一一对应的关系。也就是说，打呼噜还可能由于其他原因引起，比如，因为长期喝酒，神经轻度麻痹，对舌根控制力减弱致使睡眠中舌根下塌以及咽喉部组织肥大造成呼吸道堵塞引起的。此外，肥胖、咽喉病变、生理缺陷（下巴短小）等都会引起打呼噜。因此，在治疗之前，需要对患者进行睡眠呼吸检测，弄清楚病因。如果是咽喉病变，如息肉、颈咽部组织拥挤，需要手术切除，如果是组织松弛，可以给患者佩戴呼吸机，在外压作用下，撑开气道。

症状6：阳 痿

阳痿是指男性在性生活时，阴茎不能勃起或勃起不坚或坚而不久，不能完成正常性生活，或阴茎根本无法插入阴道进行性交。阳痿又称"阳事不举"等，是最常见的男子性功能障碍性疾病。偶尔1～2次性交失败，不能认为就是患了阳痿。只有在性交失败率超过25%时才能诊断为阳痿。

据国外有关资料统计，阳痿患者占全部男性性功能障碍的37%～42%。一项来自泌尿专科的抽样调查显示，在成年男性中约有11.4%的人发生阳痿。阳痿的发生率随年龄的增长而上升。男性在50岁以后不少人会阳痿，到了65~70岁时阳痿的发生进入高峰。

长期以来，人们将男性阳痿简单地看做是一种性功能障碍。美国科学家对2 000名年龄介于40～79岁之间的男子进行了19年的跟踪调查，了解他们的性功能情况及其心血管系统的状况。他们在1996年所获得的数据表明，1979～1995年期间，在发生心脏病的男性中，出现阳痿者的数量是那些没有心脏病男性的3.5倍。此外，其他研究也证实，在做过心脏搭桥手术的男性中，有一半以上的人出现了阳痿。这说明，阳痿是心脏可能出问题的一个信号。

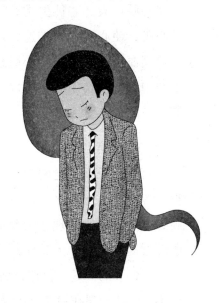

对此，针对诸多男性性生活不如意的情况，研究人员同时告诫那些已出现阳痿的男子，特别是当自己身体状况或情绪并没有发生很大变化而突然出现阳痿时，应警惕自己的心脏是否出了问题，因为心脏出问题后，容易导致供血不足，从而造成阳痿情况的发生。同时，应

注意一下自己胸部是否有不适的情况，如胸闷、胸疼等。在就医时，还可以主动向医生介绍自己有无心脏病史，或自己最近在心脏方面有无不适的感觉等，以引起医生的注意。

 ## 症状 7：便秘汗多，眼球白环

说到冠心病，人们通常会想到胸闷、胸痛等心绞痛的典型症状，不过，9月22日英国《每日邮报》提醒公众，还要警惕一些看似与心脏无关的预警信号。

1.出汗过多

这很可能是甲状腺功能亢进（甲亢），5%～10%的甲亢患者会出现心脏增大、心律失常，甚至心力衰竭。过多的甲状腺激素会作用到心脏，使心肌代谢加速，从而改变心脏结构，影响血流动力学等，导致高血压、心绞痛、心肌梗死等心血管问题，很多患者因未能及时发现甲亢而损伤了心脏功能。如果甲亢及早确诊，就能得到很好的控制，进而避免心脏损伤。

2.眼球白环

对着镜子看自己的眼睛，如果眼白上有一圈颜色稍深的白环，就得检查一下血脂水平了。以往人们认为，角膜出现白色圆环（又称角膜弧）是衰老的表现，但新的研究认为，角膜弧的出现是血液中坏胆固醇增高的征兆。无论年龄大小，出现角膜弧的人都可能存在坏胆固醇水平偏高的问题。高胆固醇血症是个"无声杀手"，早期几乎没有任何不适症状，现在镜子就能及时提醒你。另外，来自伦敦北部的全科医生康奈尔·佛莱明博士补充说，耳垂上出现多个几毫米大的白色小包，也是坏胆固醇过高的表现。遇到这些情况，应该去检查血脂。

3.便秘

多肉少菜的饮食习惯使便秘成了很多人的难言之隐，便秘不仅仅堵住了消化道。朱铁兵教授介绍，每年因便秘而诱发心梗、脑出血的病例屡见不鲜。而多吃水果、蔬菜是预防便秘最简单易行的方法。营养师德鲁·普赖斯表示，水果、蔬菜中富含纤维素，具有通便作用。他建议，每天吃5种以上的水果蔬菜，有利于降低心脑血管突发事件。

 ## 症状8：血小板数目减少，黏稠度高

血小板是哺乳动物血液中的有形成分之一，形状不规则，比红细胞和白细胞小得多，无细胞核。成年人血液中血小板数量为（100～300）×10^9/升。它有质膜，没有细胞核结构，一般呈圆形，体积小于红细胞和白细胞。血小板在长期内被看做是血液中无功能的细胞碎片。血小板具有特定的形态结构和生化组成，在正常血液中有较恒定的数量（如人的血小板数为每立方毫米10万～30万），在止血、伤口愈合、炎症反应、血栓形成及器官移植排斥等生理和病理过程中有重要作用。

动物实验也表明，若血小板的破坏比正常快，补充的新血小板就比正常血小板黏稠度更强，更易形成血凝块。这种血凝块常常易沉积在动脉血管壁上，进而形成粥样硬化斑块，从而易于诱发冠心病。人的情绪波动、恼怒、饮食失调及高血压等，均可使血小板的破坏增加，同样会使血小板在量和质上发生异常。血小板形态异常、数目偏高，也会给心脏造成不良影响。经过实验对照观察，发现82%的冠心病患者的血小板数目明显高于对照组。因此，专家们认为，预防冠心病除了调节好日常饮食，加强运动之外，避免各种对血小板量和质产生变化的不良生活方式也十分重要，它包括限制吸烟、酗酒、接触对肺部有损害的污染气体，以及不良情绪等。

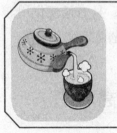

第二节 查病因：

"真凶"一个都不能放过

　　万事皆有因，疾病不会平白无故地盯上你，冠心病也是如此。例如懒动、肥胖、吸烟、熬夜、情绪不稳定、高压力、胆固醇高、寒冷等，这些因素都会让冠心病这个"无声杀手"在不知不觉中威胁你的健康，因此，要想寻找为何自己会患上冠心病，首先要从根源寻找，让疾病"无处可藏"。

 ## 懒人，冠心病悄悄盯上了你

　　上楼有电梯，出门有汽车，躺着有按摩椅，坐着有理疗仪。生活越来越便利和舒适，许多都市人就变得越来越"懒"：懒得动脑、懒得走路、懒得动弹，甚至懒得上厕所。

　　近日，意大利公布了一项居民健康状况报告指出，懒惰已和吸烟一样，成为人们长寿的克星。懒惰会增加8种疾病的患病风险：冠心病、脑卒中（中风）、高血压、糖尿病、骨质疏松症、肥胖症、结肠癌以及乳腺癌。

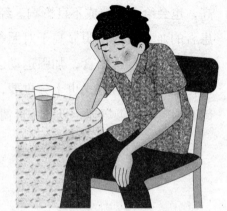

1.懒得走路

走路是世界上最好的运动，它能够缓解压力、强健肌肉、减轻体重、加速血液循环速度。但随着公共交通工具的完善，私家车的普及，让很多人失去了走路的机会，相应地，懒得走路成为了人们的一种习惯。洪昭光教授指出，懒得走路可能引发多种慢性病。

专 家 提 醒

中速或快速走路有助于高血压、冠心病的治疗。每天抬头、挺胸、大步走，持续30分钟以上最好。也可以给走路增加点难度，比如快慢交替走；或者在走路时加上揉耳朵、拍打手臂等附加动作。

2.懒得动弹

不爱做家务爱看电视，不爱陪孩子玩耍就爱网上冲浪、聊天、玩游戏，一坐就是几个小时一动不动。"懒得动"已经被评为国人不良生活方式之首。懒得动的人不仅更容易肥胖，其患心脑血管疾病的概率也会增加2~5倍。

专 家 提 醒

多做做家务，哪怕是收拾餐桌、洗碗这种不费力的小活动，既有益身心，还能美化环境。

3.懒得上厕所

时间就是金钱，就是上班一族，也会在效率的驱使之下，整天忙个不停，甚至连厕所都顾不上去。而一些老年人也因为行动不便，憋得不行了才去上厕所。但专家指出，憋尿、憋便最伤身。尤其老年人憋尿不仅会导致泌尿系统疾病，还有可能成为心脑血管病的发作诱因。应养成按时排尿、排便的习惯。

专家提醒

当你憋了一段时间的尿之后，除了应尽快将膀胱排空外，最好的方法就是再补充大量的水分，强迫自己多排几次尿，这对膀胱来说有冲洗的作用，可以避免膀胱内细菌的增生。此外，要多喝水，每天建议喝2 000～3 000毫升，足够的水量才能有效减缓病情，千万不要因为怕上厕所而不喝水。

4.懒得动脑

机体衰老首先是从大脑开始，而多用脑可以延缓大脑衰老。经常用脑的人到了六七十岁，思维仍像中年那样灵敏；反之，那些中年就不愿意动脑子的人，大脑会加速老化。

专家提醒

每天坚持看书读报、写作等对大脑极有好处。脑力活动可以防病延年，预防老年痴呆症。

坏胆固醇，冠心病致死的真凶

调查结果表明：年轻人动脉粥样硬化的发病率越来越高。北京、上海、河北和武汉等地年龄小于40岁的动脉粥样硬化发病情况调查发现，发病年龄最小的为16岁，高分布人群在20岁到30岁之间，其中男性比女性高4.9倍。年轻人冠心病占总发病率的4.3%，且有北高南低的趋势。在突发性心肌梗死的冠心病患者中，40岁以下者已达到了13%。中青年冠心病和急性心肌梗死的患者多数是年轻的经理、企业家等管理人员和决策者。

据报道，美国科学家以染色体端粒和端粒酶研究拿下了2009年度诺贝尔医学奖。作为染色体的“安全帽”，染色体端粒的长度与人体的抗衰老能力密切相关：人体细胞每分裂一次，端粒就会缩短一些，当端粒短得不能再短时，细胞就不能再分裂，人体内的生命时钟也将戛然而止。

生命是神奇的，细胞的分裂几乎决定了人类的生死大权。卡萝尔·格雷德等人公布的研究成果，却让人们更多地关注起缩短寿命的真凶。他们发现，染色体端粒长度是中年高危男性未来发生冠心病事件的预测因子，相较染色体端粒长的人，端粒短的人群发生心肌梗死的风险增加2倍。而降低坏胆固醇作用的他汀类药物可以减缓端粒的磨损速度，起到保护端粒的作用，从而减少心肌梗死等疾病发生的风险。

英国科学家们一项长达40年的随访调查也史无前例地把胆固醇和寿命的关系明确地画上等号。此项研究明确指出：50岁以上的中年人如果同时具备吸烟、高血压、高胆固醇三个因素，平均寿命将比没有这些危险因素的人缩短10年，原因是他们晚年诱发心脏病的概率要比一般人更高。

那么，坏胆固醇究竟是如何害人的呢？研究显示，假若人体的胆固醇水平控制不佳，体内过多的坏胆固醇会沉积在动脉壁上，形成小米粥样的斑块，这被形象地称为动脉粥样硬化。这些斑块日积月累，经过几十年的沉积，会使动脉变得更窄，血流减少，其中不稳定的斑块随时会破裂、脱落，造成动脉阻塞，逐渐引发中风、冠心病和心梗。更可怕的是，从坏胆固醇到心脑血管病的全过程进展非常缓慢，患者往往没有症状，一旦发生心肌梗死和脑卒中（中风），却会在几分钟之内夺去人的生命。

肥胖，冠心病发作的一大诱因

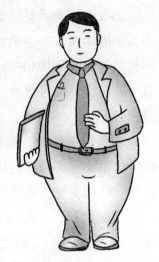

过度肥胖是一种病症，属于慢性病。据世界卫生组织估计，它是人类目前面临的最容易被忽视但发病率却是在急剧上升的一种疾病。除人类外，许多宠物也会患肥胖症。

那么，怎样的人算肥胖呢？标准的体重是人体健康的重要指标之一。标准体重的计算公式为：体重（千克）＝身高（厘米）－105。超过标准体重的20%，称为肥胖。许多资料表明，冠心病患者的平均体重较非冠心病患者高，肥胖者冠心病的发病率较高，尤其是短期内发胖或重度肥胖者发病率更高。据美国有些地区调查表明，肥胖者要比消瘦者的冠心病发病率高出2～2.5倍。目前已知，肥胖者体内脂肪过多分布在内脏者更容易引起心血管疾病。可以用腰和臀的比例来测算，腰围与臀围之比男性>0.9，女性>0.8表示内脏脂肪组织过多。它的增多与高血压、高三酰甘油血症的发病和高密度脂蛋白的水平减低有关。此外，肥胖还可影响代谢，包括降低胰岛素的敏感性，产生高胰岛素血症，糖耐量降低，高胆固醇血症等多种冠心病危险因素。所以，凡体质指数（BMI）>25，腰臀比例超出以上数值者，应适当增加体育锻炼和节制饮食，若能将体重控制在正常范围内，则发生冠心病的危险性可减少35%～45%。

日常生活中，高热量的饮食习惯是导致肥胖最直接的原因之一，在体重增加的同时，使心脏负荷和血压均上升，血脂、血压水平增高，冠状动脉粥样硬化形成并加重。还会使胆固醇、三酰甘油和血压升高，促使冠状动脉粥样硬化的形成和加重，从而增加心肌耗氧量，导致冠心病的发病率升高。此外，肥胖后体力活动减少，妨碍了冠状动脉粥样硬化病变者侧支循环的形成。

吸烟，引发冠心病的危险因素

吸烟多了，手被熏黑了，牙齿被熏黑了，这不仅会影响到美观，更多的是影响内在的健康：牙有多黑，心血管就有多"黑"。

众所周知，香烟的主要成分是尼古丁。吸入的尼古丁作用于交感神经系统，使心跳增快，血管收缩和血压增高，冠状动脉痉挛，使心肌耗氧增加，造成心肌相对缺氧，通过机体反馈系统又刺激释放肾上腺素，进一步加快心率，引起血管收缩和血压增高，同时刺激血小板聚集形成血栓，堵塞小动脉。而且吸烟时，由于不完全燃烧产生的一氧化碳与血红蛋白的亲和能力明显高于氧气，导致结合氧的血红蛋白含量降低，从而造成血管壁组织缺氧、水肿，促进胆固醇和脂质的沉着，形成冠状动脉粥样硬化。

主动吸烟的危害极大，它使人的平均寿命缩短10年，并会使冠心病的患病危险至少增加2倍。一项研究发现，吸烟使脑卒中的相对危险增加50%，其中缺血性脑卒中的相对危险增加90%。吸烟使心脏猝死的相对危险增加3倍以上。美国的一项研究显示，吸烟是45～64岁男性猝死最重要的危险因素，吸烟使外周血管病的患病危险增加10～16倍，70%的血管动脉粥样硬化性闭塞和几乎所有的血栓闭塞性脉管炎都和吸烟有关。吸烟对人体的损害和所致疾病还取决于每天吸烟的支数，以及是否并存其他心血管疾病的危险因素有密切联系。

上海交通大学附属仁济医院血管外科主任张纪蔚用形象的语言强调了持续吸烟对心血管旷日持久的伤害："其实，心血管和肺并不一样。我们在临床上曾看到因吸烟而变黑的肺，但血管无论受到怎样的伤害，是永远不会变黑的，即使心血管受到了严重的侵害。"张纪蔚说，很多血管病变并不会在第一时间就表现出征兆，但牙齿却能很好地给提个醒。吸烟越多、时间越长，尼古丁等有害物质在体内沉积得越多，牙齿会变得越黑，心血管等器官受到的伤害也越大。

值得一提的是，被动吸烟的危害性也很大。一项有关男士在家中吸烟令伴侣增加患冠心病的对照研究，访问了507名新界东医院联网女患者，平均年龄71岁，当中239人患有冠心病，全部受访者均无吸烟习惯，34%冠心病患者长期在家吸入二手烟，而非冠心病患者一组则有25%。在冠心病患者一组中，26.5%受访者表示其丈夫每天吸烟超过一包，23.2%表示每天吸入10小时以上二手烟，47.5%表示吸二手烟已超过10年。至于对照组方面，仅13%受访者表示其丈夫每天吸烟超过一包，17%表示每天吸入10小时以上二手烟。

研究显示，如果女士长期在家里吸入二手烟，患冠心病的风险比其他人多1.6倍，而丈夫在家中吸烟时间越多，伴侣患冠心病的概率也越高。如果丈夫每天在家里吸烟超过一包，伴侣患冠心病的风险会大大提高3.9倍，而丈夫持续在家里吸烟超过10年，伴侣患上冠心病的风险则增加3.6倍。

 ## 高压力，让你的心脏"不堪负重"

临床统计表明，冠心病已经开始逼近年轻人，中青年企业管理人员首当其冲。在突发性心肌梗死的冠心病患者中，40岁以下者已达到了13%。而就在单位承担的角色来看，中青年冠心病和急性心肌梗死的患者多数是年轻的经理、厂长、企业家等管理人员和决策者。

为什么中青年"当家人"易患冠心病呢？行政管理人员、经理、职场高管等往往心理压力很大，经常面临"办公室政治"的钩心斗角，身心俱疲，缺乏安全感；有的人经常需要应对突发状况，情绪经常处于应激状态；还有的人积累的负面情绪太多，无法排解。

流行病学研究表明，情绪应激有可能诱发冠状动脉病变以及心血管事件。据我国对突发急性心肌梗死患者进行的研究显示，心理压力水平较高与6个月内的消极生活事件对急性心肌梗死人群的危险度分别为36.03%和14.83%，仅次于吸烟因素。

对此，专家指出：中高层管理者的护心秘诀是要适当减压，别让工作完全替代了生活，要学会善待下属，以免工作压力和不良情绪在办公室内出现连环"传染"。不妨每周安排一个时间段，或多或少，保证自己在这一时间内完全将工作抛开，然后调节好生活，随时保持健康的心态，可以有效预防动脉粥样硬化的发生，降低心肌梗死的死亡率。由于相继开展生活方式干预等活动，如今美国等发达国家的心血管病发病率一直处于下降趋势，其中冠心病死亡率下降达50%以上。因此，人们在生活中要努力做到精神舒畅，生活规律，避免紧张，防止过劳，严禁大量饮酒和大量进食油腻不容易消化食物，防止过饱，防止严寒刺激等诱因。

近年来，对于"高压"人群而言，当个人解决不了负面情绪时，应及时向心理医生求助。可以在医生指导下，适当小剂量服用阿司匹林，以预防冠心病和急性心肌梗死的发生。同时，"高压"白领应定期进行"心脏体检"。例如男性45岁后、女性50岁后应至少每年体检时做一次心电图检查；父母兄弟等曾得过心脏病或自身有高血压、高血脂、糖尿病等慢性病史的市民，应包括24小时动态心电图、心脏彩超和活动平板检查，如经济条件许可，还可考虑64排螺旋、CT等。

 ## 熬夜，让冠心病"夜袭"你的身体

丹麦国家职业健康研究院的专家在全国开展了一项大规模调查，他们以1 293 888名20～59岁的男性作为调查对象，分白天、夜间两组进行为期1年的随访调查。结果表明，夜间工作组因冠心病入院治疗者比白天工作组多1.15倍。

专家认为，主要原因是夜间工作者身体的24小时正常生物节律被打破，易导致体内各脏器功能失调，睡眠欠佳、影响身体恢复和休整；吸烟增加，体育活动减少；社交活动减少，易导致精神压力增加等。上述诸因素均可能增加冠心病发病危险。

性格因素，A型性格备受冠心病的"青睐"

美国科学家研究表明，A型性格者冠心病发病率是B型性格的2倍。国内也有资料表明，A型性格占冠心病患者数的70.9%。那么，什么是A型性格？A型性格的人为什么易患冠心病呢？

人的性格按其不同的分类标准可划分为多种类型，如按人的行为方式，即人的言行和情感的表现方式可分为A型性格、B型性格和C型性格。心理学提出易患心脏病的人有一种共同的行为模式，即A型行为模式。现在在临床上用是否为A型行为模式预测心脏病具有很高的准确性。弗里德曼与罗林曼通过大量研究人的心理活动与疾病的关系后发现，心脏病患者几乎都是些思想敏锐且雄心勃勃的

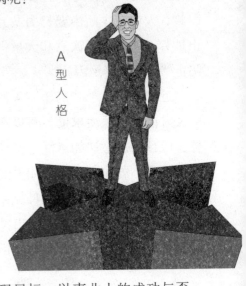

A型人格

人，他们苛求自己，不惜任何代价实现目标；以事业上的成功与否，作为评价人生价值的标准；把工作日程排得满满的，试图在极少的时间里，做极多的工作；终日忙忙碌碌、紧紧张张，不知道放松自己，极不情愿把时间花在日常琐事上。这正是A型性格的人。

由此，A型性格的人在工作上会表现出对自己期望很高，以致在心理和生理上一直处于紧张状态，因而极易导致心血管病，甚至可随时发生心肌梗死而猝死。有统计表明，85%的心血管疾病与A型性格有关。有关研究也表明，A型性格与冠心病的发生密切相关。在心脏病患者中，A型性格达98%。尸体解剖检验证明，A型性格的人心脏冠状动脉硬化的要比B型性格的人高5倍。有关专家认为，其原因是：A型性格能激起特殊的神经内分泌机制，使血液中的血脂蛋白成分改变，血清胆固醇和三酰甘油平均浓度增加，从而导致冠状动脉硬化。

自然，无论从事何种职业都是"工作狂"的极端A型性格的人很少；但不那么极端的A型性格者则较多，他们在为成就而奋斗的过程中，经常有事情来不及做、时间紧迫之感，因而经常觉得压力很大，精神负担重，神经紧张，交感神经处在兴奋状态下的时间较多。交感神经兴奋时，血压升高、心跳增快、血糖增高，此时全身处于应激状态之下，久而久之就会发生高血压、葡萄糖代谢紊乱等情况。这一点，来自心理学的研究也证实：经常想到有许多事情要做，却没有时间去做，这种左右为难的复杂心态，会使我们紧张、忧虑得心力交瘁，高血压、心脏病、溃疡病便会随之发生。

如果A型性格的人在生活习惯中还有嗜烟、嗜酒等爱好，那么，发生冠状动脉的收缩、脂肪代谢失调等症就会加剧，最终促使A型性格的人更易患冠心病。因此，改变A型性格，纠正一些A型行为，对预防冠心病有一定的意义。A型性格可通过心理医师的指导或治疗而得到改变，应该保留事业上的进取心、工作上的创造性和旺盛的竞争力，而消除不利于身体健康的行为，"劳"后要有"逸"，注意身心的放松，做到遇事心平气和，工作稳当有序，避免有时间紧迫感的影响，化解精神压力。

 ## 寒冷，让心肌梗死"有机可乘"

心肌梗死是非常凶险的疾病，不少人发病后往往1小时到6小时内就出现猝死，其中有50%的心梗患者在送往医院的途中就已经死亡了。气温、气压波动对冠心患者来说是非常危险的，冠状动脉在原有狭窄的基础上容易发生收缩痉挛，出现急性心肌缺血，诱发心绞痛，表现为一阵一阵的胸痛，进而出现心肌坏死，此时心脏泵血的功能减弱，血压降低，几乎测不到血压，出现心源性的休克。这种情况下的患者单纯靠吃药死亡率非常高，在85%以上，所以一定要及时进行手术治疗。

一般来说，每年1月份的心脏病发病率是7月份的两倍，这是由于冬季寒冷天气容易诱发相关疾病。所以，如果出现胸闷、胸痛，且有不明原因的出冷汗，就应该引起警惕，尤其是知道自己有糖尿病、高血压、冠心病等基础病的患者。因为心肌梗死的患者中80%都是冠心病和高血压引起，他们是心梗的高危人群。此类人群就不宜在寒冷和阴天中每天坚持户外运动，而要灵活掌握。另外，还有一些患者并不知道自己有相关基础病的，如果出现一些不典型心肌梗死的表现也要警惕：

（1）近期心绞痛发作频繁，或疼痛时间超过15分钟，疼痛经休息或含硝酸甘油也不能缓解，或过去无心绞痛者，突然出现心绞痛，并伴心慌、气短、恶心、呕吐、面色苍白、有濒临死亡感等症状，均是心梗信号。

（2）出现原因不明的上腹痛、下颚痛、呼吸急促、憋气、咽部异物感、胃部严重烧灼感、大汗淋漓、呼吸困难和神志不清等，即使无心绞痛，也可能是急性心肌梗死的信号。

消极情绪，引发冠心病的"无形杀手"

情绪也会成为人体健康的"无形杀手"。近日，卫生部门对200名46～55岁的中年人进行了长达一年的研究表明，这项调查测试的心理要素包括抑郁心情、焦虑、悲观情绪、胡思乱想以及注意力不集中等，结果表明，消极的心理情绪如抑郁、焦虑和愤恨等，均会对心脏造成损害，容易引起冠心病。而且，进一步研究显示，这些因素每上升1分，患心脏病的危险就会增加5个百分点。

为什么会这样呢？通俗地讲，人的心跳速率能够根据外界的变化呈有规律的波动，那些带有消极情绪的人会使心脏这种有规律的变化减少，从而对心脏系统产生压力。而来自医学专家的分析显示，在那些带有消极情绪的人身上，可发现较高的炎症蛋白含量，这种连续的、涉及整个心脏系统的炎症状况会对引发冠心病有重要影响。

46～55岁是人一生中较为特殊的年龄段，处在这个年龄段的人，精神负担和经济负担都很重，健康长期处于"透支"的状态，加之消极情绪，极可能引起心血管系统疾病，特别是冠心病。为此，心脑血管专家提醒，人们应积极调节自己的情绪，特别是那些长期带有消极情绪的中年人，更应学会调节情绪。

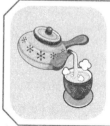

第三节

须牢记：冠心病寻医问诊有讲究

　　患了疾病，患者首先想到的就是该如何治疗，那么面对冠心病，我们该如何寻医问诊呢？首先应从基本知识了解，认识冠心病，这样你才能在问诊时，简明扼要地说清楚你的病情，这样更有利于病症的治疗。

明明白白，揭开冠心病的真相

　　"她就这样走了，几分钟之前还好好的，我们在现场眼睁睁地看着她站在讲台上，突然间脸色变白、没有了声音……接着，医生来了，告诉我们她已经永远地离开……"这是目击者对广东知名律师颜湘蓉猝死时的真切描述。类似的情况还有侯耀文、高秀敏、古月，更早之前的爱立信中国总裁杨迈等等。事后，人们带着无限的震惊、彷徨和焦虑，纷纷发出了类似的疑问：一个看似好端端的人，怎么说死就死了呢？到底是什么可怕的疾病能在瞬间夺去人的生命，什么样的人容易被这种"沉默的杀手"盯上呢……尽管从以上个例来看，死亡的原因可能不是单一的，但多位资深心脑血管疾病专家却几乎一致表示，致死主因是冠心病。

　　医学界有统计表明，在全球每年发生的猝死事件中，由心脏病引起的占了七成，而在这七成中，又有一半以上的案例与冠心病有关系。那么，到底什么是冠心病？

冠心病，其全称是"冠状动脉粥样硬化性心脏病"。这个病究竟是怎样发生的，有什么样的特点？冠状动脉是供应心脏自身血液的血管。如果该血管由于粥样硬化或痉挛，出现动脉狭窄或闭塞，就会导致心肌缺血、缺氧，甚至梗死，这就是冠心病。随着冠心病危害的加剧，人们对"冠心病"这个名字已经非常熟悉，但医学的解释未免艰涩难懂，我们不妨这样理解冠心病。比方说，心脏就是一个泵，这个泵的一张一缩推动着我们全身的血液循环。生活中，用泵抽水的时候，需要烧油或用电，同样，心脏的跳动也需要血液供应，这是依靠附于心脏上的重要血管——冠状动脉来实现的。冠状动脉并不仅仅是一条血管，它有分支，分支下面还有更小的分支，如此形成一个血管网，"罩"住心脏，在心脏搏动时，一部分血液进入冠状动脉，通过这个"网络"来供应心脏（每一个心肌细胞）的血液。

那么，冠状动脉在心脏的营养供给上扮演什么角色呢？健康的时候，冠状动脉柔软、通畅且富有弹性，把血液源源不断地输送给心脏，让心脏充满活力。随着年龄的增长，以及受一些外部因素的影响，例如饮食中的高脂肪、高胆固醇，或者糖尿病、高血压、高血脂等慢性疾患的发生，这条血管可能会因为血管壁沉积了一些"污秽"而发生硬化或者痉挛。这些情况如果持续发展并且得不到及时治疗，冠状动脉血管的内皮功能就会发生变化，导致血管内膜增生、血管中层平滑肌细胞变形、胆固醇和钙质沉积、血小板聚集等病理改变，形成冠状动脉粥样硬化斑，引起动脉管腔狭窄、阻塞，以及形成血栓。这些因素都会阻碍血液在冠状动脉中的顺利流动，使心肌因得不到充分供血引起缺血缺氧而受损。心脏得不到及时的养分供给，在很短的时间内出现心肌缺血等异常症状，有的人会出现心绞痛、心肌梗死，更严重者会导致心脏停止跳动和死亡。

冠心病屡治屡犯，辨明病因再治疗

有的患者尽管患有冠心病多年，且每次发病前后，都积极配合治疗，出院后遵医嘱服药，可是仍然屡治屡犯，弄得不仅是患者自己，全家人都一起胆战心惊。那么，冠心病为何会屡治屡犯呢？

大家都知道，冠心病其病理改变为冠状动脉粥样硬化、血管壁增厚、管腔变窄或心肌耗氧量增加，引起心肌缺血缺氧，出现心绞痛等表现。究其原因主要有：

1.运动失当

美国医学家曾经调查过4 000名有冠心病史的患者，发现上午9点钟冠心病发作的概率要比晚上11点高3倍，换句话说，冠心病上午发病的概率要多于晚上。研究者认为，其原因可能是早上人体相对缺水，血液的凝结力增加，胰岛素分泌过盛，加上因上午血压升高引起的粥样动脉硬化沉积物及结构的变化，很容易导致心肌梗死和心绞痛的发作。

因此，尽管运动对冠心病患者来说极为必要，可以促进患者心脏侧支动脉的生长，从而让血液继续流向心脏，避免心脏受到损害。不过在锻炼的时间选择上要慎重。这是因为运动时人体血液总是流向运动器官，必然使粥样硬化的冠状动脉产生急性缺血，而心肌耗氧量也会增加，极易诱发心肌梗死和心绞痛。为此，专家建议，冠心病患者最好在晚上7～9时锻炼身体。如果仍想坚持晨练，不妨做些轻微的运动，如散步、打太极拳等。切忌快速和紧张运动，以免促进冠心病的发作。

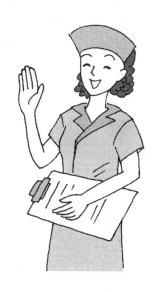

2.治疗不当

冠心病治疗原则上应急则治标，缓则治本。千篇一律应用速效扩张冠状动脉药物，是疗效不佳的最常见原因。任何一种药物长期应用均会有不同程度的耐药性，包括硝酸甘油制剂和常用的速效救心丸在内。一旦产生耐药，其扩张冠状动脉作用失效，就会导致冠心病发作。

3.忽视降压

临床实践证明，冠心病并发高血压时，若只注重于心脏治疗而忽视降压治疗，心脏治疗效果则不尽如人意。因此，对冠心病并发高血压病患者在治疗上应以降压为主，扩张冠状动脉与活血化瘀并用。降压应首选尼群地平、尼莫地平等钙阻滞剂，不仅疗效可靠，而且又有扩张冠状动脉和改善心脏功能的作用。

4.情绪不稳

医学资料表明，情绪不稳，精神状态不佳时，易使血管收缩，血压升高，冠状动脉狭窄，心肌供血不足，引起心绞痛；另外，情绪长期不稳，易使体内脂质代谢发生紊乱，血液黏稠度增高，血小板凝集力增强，冠状动脉内易发生血栓，此亦是心绞痛屡次发生的原因之一。因此，冠心病患者应自我调节心理平衡，做到情绪稳定，精神愉快。

 ## 心率快慢，提示有无生命之忧

心率，即心脏跳动的频率，是用来描述心动周期的专业术语，指心脏每分钟跳动的次数，以第一声音为准。通俗说，就是心脏在一定时间内跳动快慢的次数。心率可因年龄、性别及其他生理情况而不同。在成年人中，女性的心率一般比男性稍快；同一个人，在安静或睡眠时心率减慢，运动或情绪激动时心率加快，在某些药物或神经体液因素的影响下，会使心率发生加快或减慢。经常进行体力劳动和体育锻炼的人，平时的心率较慢。

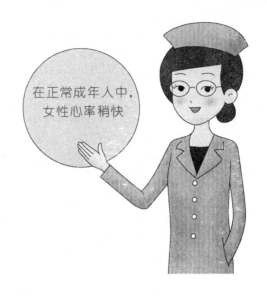

在正常成年人中，女性心率稍快

就一般而言，正常成年人安静时的心率平均在75次/分左右（60～100次/分之间）。大多数为60～80次/分，女性稍快；老年人偏慢。但来自动物的实验证明了一个关于生命密码的信息：生命有长有短，有的如昙花一现，有的又寿比南山，尽管差别如此悬殊，但在生命周期背后人们发现，它们的心脏都跳动了8亿次左右。比如，动物中的"寿星"——乌龟有500多年的高寿，它的心脏每分钟最少时只跳动10次；而有一种小老鼠心跳得飞快，每分钟高达1 200次，只活一年多便要寿终正寝。据研究发现，所有动物的生命周期都遵循着这样一个规律：心率越快，寿命越短。

于是生命学家说，长寿的秘诀就是让心脏尽可能跳得从容些。就人类而言，虽然在安静时60～90次/分的心率都属正常范围，但最佳心率却是70次/分左右。一项对34 000人的调查表明，心率比正常人快12次/分的人死于心血管病的危险性要比正常人高27%，这提示人们不能无视心率的快慢。

因此，一个心脏病患者一年内有无生命之忧，心率的快慢和差异就是一项独立的预测指标。患者的心率若总是高于正常，或最快和最慢心率之间的差异很小，一年内的死亡概率就相当高。这提示人们，稳定和减慢心率的治疗直接关系着患者的生存率。利用心率还可以指导我们日常生活，比如，一个人的劳动或运动是否会因过度而产生疲劳，要看次日早晨的心率，若心率比前一天快5次/分以上，便可以认为是疲劳过度，应调整运动量或劳动量；再比如，有氧运动达到有效而安全时人的心率是170次减去年龄数，或掌握在108～144次之间，以使运动量的大小通过心率保持在科学的范畴之内。

 冠状动脉造影是冠心病检查的"金指标"

所谓冠状动脉造影是将特殊的导管经大腿处股动脉或上肢桡动脉处穿刺后插至冠状动脉开口，选择性地将造影剂注入冠状动脉，记录显影过程，用以判断冠状动脉有无病变。冠心病是指供应心脏的血管——冠状动脉发生严重粥样斑块增生或合并血栓形成，造成管腔狭窄、阻塞，引起冠状动脉供血不足、心肌缺血或坏死的一种心脏病。

冠状动脉造影术在局麻下进行，而血管及心脏内均无感觉神经，患者只在局麻时感到轻微疼痛，其余过程无明显不适。术后需平卧18～24小时，某些患者可能会感觉腰背酸痛不适，起床活动后症状即可消失。任何手术均有发生并发症的可能，因此术前要求患者履行签字手续。冠状动脉造影并发症发生率为0.2%~0.9%，主要为：心律失常；穿刺局部出血、血肿，假性动脉瘤及动静脉瘘等；急性心肌梗死；造影剂过敏等。

冠状动脉造影是一种非常安全、有效的检查手段。无须开刀，在局部麻醉下仅将特殊的导管经大腿股动脉或上肢桡动脉穿刺后插至冠状动脉开口，选择性地将造影剂注入冠状动脉，记录显影的过程。检查一般只需要15～30分钟，术后患者平躺18～24小时后就可下地活动，不受年龄、性别限制，绝大部分病人都能接受。

近年来，冠状动脉造影不仅可以确定冠状动脉是否存在阻塞以及阻塞的严重程度，还可以为下一步的治疗方案提供依据。比如，对症状轻、偶尔发作、造影冠状动脉狭窄程度轻、药物疗效良好的患者，应以药物治疗为主；而症状加重、发作变得频繁、冠状动脉狭窄程度严重，或起病就是血管堵塞引起心肌梗死的患者，应该接受开通血管的介入治疗或外科搭桥手术。因此，凡存在活动后有胸痛、憋闷等的患者，均应尽早到医院进行冠状动脉造影检查，排除或明确冠心病，以免耽误病情，对身体造成更大的损失。

 ## 冠心病心力衰竭者的医学诊断

临床中，相当一部分老年心脏病患者，心脏功能已经不全，但却缺少典型心力衰竭表现，或被他病所掩盖，称为"隐性心力衰竭"，常易被人们忽视。如何确诊冠心病心力衰竭呢？除了靠症状判断之外，很重要的一种方式就是医学检查，下面简单介绍几种冠心病心衰的检查方法。

1.心电图

心电图是冠心病心力衰竭诊断中最早、最常用和最基本的诊断方法。与其他诊断方法相比，心电图使用方便，易于普及。当患者病情变化时便可及时捕捉其变化情况，并能连续动态观察和进行各种负荷试验，以提高其诊断敏感性。无论是心绞痛或心肌梗死，都有其典型的心电图变化，特别是对心律失常的诊断更有其临床价值，当然也存在着一定的局限性。

2.放射性核素心肌显像

根据病史，心电图检查不能排除心绞痛时，可做此项检查。核素心肌显像可以显示缺血区、明确缺血的部位和范围大小。结合运动试验再显像，则可提高检出率。

3.冠状动脉造影

冠状动脉造影是目前冠心病心力衰竭诊断的"金标准"。可以明确冠状动脉有无狭窄、狭窄的部位、程度、范围等，并可据此指导进一步治疗所应采取的措施。同时，进行左心室造影，可以对心功能进行评价。冠状动脉造影的主要指征为：

① 对内科治疗下心绞痛仍较重者，明确动脉病变情况以考虑旁路移植手术。

② 胸痛似心绞痛而不能确诊者。

4.超声和血管内超声

心脏超声可以对心脏形态、室壁运动以及左心室功能进行检查，是冠心病心力衰竭目前最常用的检查手段之一。对室壁瘤、心腔内血栓、心脏破裂、乳头肌功能等有重要的诊断价值。血管内超声可以明确冠状动脉内的管壁形态及狭窄程度，是一项很有发展前景的新技术。

5.X光检查左心衰

用X光检查左心衰竭可发现左心室或左心房扩大，可出现肺瘀血、间质性肺水肿、肺泡性肺水肿等。右心衰竭：单纯性者可见右心房及右心室扩大；继发于左心力衰竭者，心脏向两侧扩大。可有两侧或单侧胸腔积液。

6.血液循环时间测定

左心衰竭者臂至舌循环时间延长，多在20～30秒（正常为9～16秒）；右心衰竭者臂至肺时间延长，可达8秒以上（正常为4～8秒）。全心衰两者均延长。

7.静脉压测定

主要反映右心房及右心室舒张期负荷。中心静脉压正常值为0.588～0.981千帕，超过0.981～1.18千帕提示右心衰可能。肘静脉压正常值为0.294～1.42千帕，右心衰可增至2.453千帕。

综合判定，心绞痛的"真假"现象

胸痛是心绞痛的一个典型症状表现，也是日常判断是否患有心绞痛的重要标志，但也因此使很多人产生了恐惧心理，稍有胸痛就怀疑自己得了心绞痛。事实上，呼吸、胸膜、颈椎等都可以引起胸痛，那么，如何辨别真假心绞痛呢？事实上，心绞痛要从疼痛的部位、性质、诱因和持续时间四个方面来综合判断。

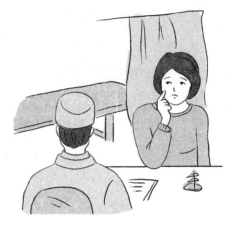

1.性质

心绞痛应是压榨紧缩闷胀性疼痛，老年人的心绞痛常以钝痛和灼痛为多见，疼痛程度不如年轻人剧烈。有时老年人的心绞痛不是一种疼痛感觉，而是一种难以描述的不舒适感觉。在少数心绞痛患者可表现为烧灼感、紧张感或呼吸短促，伴有咽喉或气管上方紧缩感，疼痛或不适感开始时较轻，逐渐增剧，然后逐渐消失，很少为体位改变或深呼吸所影响。凡是疼痛为针刺样、刀割样者，往往不是真正的心绞痛，而可能来自其他脏器的疼痛。

2.部位

心绞痛大都发生在胸骨后或胸部的心前区，也可出现于上腹部至咽部之间的任何部位，但极少在咽部以上。疼痛有时可位于左肩或左臂，偶尔也可伴于右臂、下颌、下颈椎、上胸椎、左肩胛骨间或肩胛骨上区，然而位于左腋下或左胸下者很少。疼痛或不适感分布的范围往往是一片，患者只能比画出一个大概部位而不能指出确切部位，凡是能指出确切疼痛点的常不是心绞痛。

3.时限

疼痛持续的时间多为1~15分钟，多数3~5分钟，偶有达30分钟的（中间综合征除外），疼痛持续仅数秒钟或不适感（多为闷感）持续整天或数天者，均不是心绞痛。

4.诱因

心绞痛患者多为40岁以上的男性。传统观点认为，心绞痛的诱因以体力劳累为主，其次为情绪激动、登楼、平地快步走、饱餐后步行、逆风行走，甚至用力大便或将臂举过头部的轻微动作，暴露于寒冷环境，吃冷饮，身体其他部位的疼痛以及恐怖、紧张、发怒、烦恼等情绪变化都可诱发。但老年人发作心绞痛的诱因常不明确。

5.硝酸甘油的效应

舌下含硝酸甘油片如有效，心绞痛应于1~2分钟内缓解（也有需5分钟的要考虑到患者可能对时间的估计不够准确），对卧位型心绞痛硝酸甘油可能无效，在评定硝酸甘油的效应时还要注意病人所用的药物是否已经失效或接近失效。

以上所说的是稳定性心绞痛的典型症状，但不稳定型心绞痛比稳定性程度更为严重，它疼痛持续的时间可达30分钟；疼痛加剧；患者在安静时也可能发生；舌下含服硝酸甘油不能完全缓解症状。

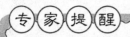

当出现心绞痛时，一定要及时到医院就诊，否则可能发展为急性心肌梗死。

选择医生比选择医院更重要

冠心病患者就医，选择医生比选择医院更重要。不用说是一个普通的患者，就是在医院工作多年的人员，要想真正了解一位医生的实际水平和能力，也并不那么容易。但作为一位普通的患者，该如何选择医生呢？

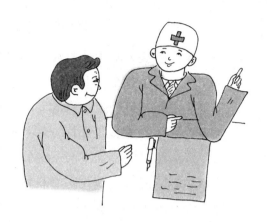

1.最好不要找熟人介绍

按理说，同行之间应该了解得比较深一些、透一些，但是你不要忘记，中国有句古话叫"同行是冤家"，尤其在目前竞争十分激烈的情况下和在凭技术吃饭的人群中，从同行那里要想了解到一些真实的情况，也并不那么容易，除非你找的人与你关系很特殊。中国是一个官本位十分盛行的国度，在医院这样的高技术机构里，官本位也非常盛行，一个当了行政主任的医生，不管技术水平如何，人们总喜欢找其看病；周围的其他人员总是把患者介绍给他，外人根本无法了解真实情况。因此，在目前人们不论去哪里就医，总要千方百计地找个熟人帮忙引见一下，一般情况下，人们的这种做法并没有错。但是，也不能一概而论，找熟人也有弊端。一般情况下，如果在就医过程中找了熟人，一旦发生纠纷或事故，患者及其家属碍于中间人的情面，是无法去讨回公道的。因此，最好的办法是去医院看病时，要尽量找一个熟人了解情况，以便找到一个最合适的专业和医生为你治病，但若没有什么特殊，最好不要让你找的熟人和医生直接打交道。

专家提醒

冠心病患者在选择医生方面一定要注意以上两点，治疗时尽量配合医生，不要因为医生不合意而带情绪，这样不但会影响治疗，而且对自己的病情也不利。

2.老医生不一定就是好大夫

在大多数人眼中，看病总喜欢找一位老医生，这似乎也没有什么错。因为医生这个职业是一个经验性很强的职业，老医生经验丰富，但是决不能一概而论。有的老医生一辈子马马虎虎，粗枝大叶，敷衍了事，到了80岁也是那样，你找他，肯定达不到你预期的目的；而有的年轻医生虽然资历不深，经验不多，但非常认真负责，你找他肯定误不了病。况且，现代医学科技飞速发展，新技术层出不穷，一些老医生接受新技术的能力远远赶不上年轻人，因此，在某些方面，老医生是远远不如年轻医生的。由此看来，找医生千万不要只看年龄老少，更要看实际能力、水平和敬业精神。另外，大多数的老专家虽说都是名副其实的，但也不是什么病都要找老专家看，一些常见病找一个普通的医生就足够了，根本用不着去找老专家，白白多花些挂号费。况且，老专家找的人多了，忙不过来，看病的质量也就大打折扣了。

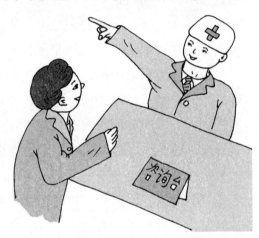

 ## 就诊挂号有窍门

患者到了医院首先遇到的问题是挂号，患者只有通过挂号才能取得从医院获得医疗服务的权利，但是如果挂错了号，就会浪费时间，还可能会看不好病。下面就来给大家讲讲在去就诊时，挂号的窍门。

1.根据病情缓急挂号

挂号前，患者首先要识别自己病情的缓急，决定是挂门诊还是挂急诊。门诊和急诊的处理程序和医生配备是不一样的，门诊医生的治疗过程比较系统和细致，而急诊则擅长于处理紧急出现的症状，例如剧烈的疼痛、创伤、高热、休克、呼吸困难等。

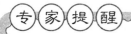

　　对于冠心病发作的患者，家属应先拨打120救护，再去医院挂急诊，这样可尽快让患者心脏复苏，稳定病情。

　　如果没有特别紧急症状需要处理，那么挂急诊没有什么意义，此时应当挂门诊号，因为门诊医生会按照系统的医疗程序对患者进行全面的检查，而且门诊的分科更细，医生对本科疾病的治疗具有更加丰富的经验。

　　2.根据病情选对科室与医生

　　如果决定挂门诊号，下一个问题是挂什么科，一般小医院分科比较简单，只有内科、外科、妇产科、儿科、耳鼻喉科等五六个门诊科室，随着医学发展，分科越来越细，尤其是在大医院，仅内科就可能分为近10种不同的内科，例如消化内科、心血管内科、神经内科、肾脏病内科、呼吸内科、血液内科、内分泌科、变态反应科等。而且在每一个科室又会按照医生水平的高低分为普通门诊、专家门诊和特需门诊。因此，患者在看病时间及此事应当对自己的病情有初步认识。

　　先对自己可能患有什么疾病进行判断以后，再到医院相应的科室挂号诊疗。如果病情比较复杂或多次治疗效果不佳，应当挂专家门诊号，以得到更好的服务。

　　如果您仍未能确定自己的疾病属于哪一科，您可以先挂普通门诊号，经检查后再看专病门诊或专家门诊，也可以先到医院的咨询台去咨询。当病情比较复杂时，咨询台也会出现分诊错误，而且有些疾病确实需要一段时间观察或特殊的检查才能搞清楚是什么病和归哪一科，又甚至需要各科医生的会诊或转诊，在病情没有明确和转诊手续没有实施之前，您还是应当找第一次挂号的该科医生，会诊也要通过他去进行，这在医院内叫做"首诊责任制"，"首诊"就是您为了治疗此病第一次挂号的科室。

冠心病患者应挂冠心病专科，如果就诊的医院无冠心病专科，则应挂心血管内科。

希望上述几点建议能够使您远离因盲从而带来的无谓的痛苦和烦恼，让冷静、思考和理智伴您走上科学、便捷、满意的就医之路。

向医生陈述病情要简明扼要

去大型医院看过病的患者都有同感，医生询问病情的时间非常短，尤其是挂了专家号，一位患者与医生陈述病情的时间也就三五分钟。面对这一情况，患者或患者的家属应该如何向医生陈述病情呢？

在门诊看病时间有限，尤其是在一些较大的医院里，就诊的患者比较多，医生没有很多时间与患者天南地北、漫无目的地闲聊，因此如何在最短的时间内，把重要、相关的信息简单明了地告诉医生，协助医生做出准确诊断并提供适当处理，是至关重要的。病情陈述要简明扼要，符合实际，叙述病情时尽量说清楚，不能为了引起医生的重视而故意夸大病情，也不能因为某些顾虑而轻化或掩盖病情。如果陈述病史无重点，杂乱无章，

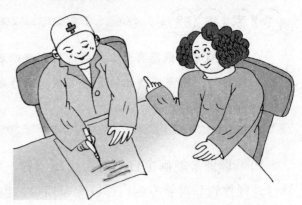

会影响看病的质量。患者不妨在去医院看病的前一天，先仔细回忆自己发病的过程，然后将其记录下来。一般患者可将自己的病情，根据以下几点记录：

1.主要症状

应正确叙述就诊原因及主观不适，叙述时要抓住主要问题，准确、集中、简要、有条理地向医生讲述自己的不适、疾病的表现。讲述症状表现必须讲明症状发生的时间，各种症状出现的先后顺序以及每一个症状表现的发展演变过程及与之相关的因素，如发病诱因、饮食、睡眠、大小便、体重变化等一般情况。

2.伴随症状

主要症状叙述后，还应说一下伴随症状，如有没有呕吐，呕吐的量及次数，有无腹泻等。确切地告诉医生您的感觉，因为医生了解这些情况后可有助于准确诊断。

3.以往病史

在看病时，应向医生讲述既往曾经患过的疾病，特别是一些重症疾病。另外，还要向医生说明自己对什么药物过敏，这样可以给医生在用药上提供一些参考。

4.家族病史

家族遗传可能和患者的疾病也有关系。例如，患者的父母均患有冠心病，那么其子女患上冠心病的概率也会比较大。

5.切忌用医学术语描述自己的病情

有些患者认为，用医学术语是一种表示病情"严重"的办法，例如使用"心脏病"或"胃病"等诊断名词，这样医生就可以认真地看病了。其实，这容易使医生误入歧途，医生会感觉很混乱，反而会影响医生的诊疗。

就诊须知

为了患者在就诊时得到更有效的治疗，患者应持有正确的态度，须做到以下几点：

1.信任医护人员

我们来医院是为了看病，而医务人员在医院里就是为了治病，双方为着一个共同目标走到一起来了。患者首先要相信医护人员会尽最大努力来治好自己的疾病。千万不要被社会上的一些戏剧小品中笑话医生的情节影响自己的态度。应该明确，患者的信任目光，常常会鼓励医务人员发挥最佳的医疗水平。事实上，很多医生都不喜欢对自己信任不足的患者。

2.遵从医嘱，配合默契

在治疗过程中，一方面要求医生精心治疗，另一方面要求患者遵从医嘱，配合默契。例如，当医生要求患者挽起袖子量血压，而患者却磨磨蹭蹭不执行，这不免会引起医生的不快，有时也会影响医疗质量。

3.遇有矛盾时，要心平气和，千万不要吵架

医患之间本来就没有根本的利害冲突。在实际医疗过程中，往往由于不了解或误解，再加上心里着急，语言表达的态度又欠温和，如果此时双方都不谦让，结果就会引起双方都感到不愉快的争吵，何苦呢？我们是来看病的，不是来吵架的，吵架岂能解决问题？

4.遵守院规

为了维护公共场所的正常秩序，医院制定了相应的规章制度。一般公认的常见准则有：不随地吐痰、不吸烟、不大声喧哗等，这也是一般人群应具有的文明行为。

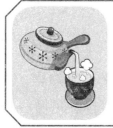

第四节 重防治：

切实远离和防控冠心病

冠心病是一种终身性的慢性疾病，但是只要及早防治，冠心病患者是可以享受健康长寿的美好生活的。患上冠心病的人通常会非常注重平时的生活，这样不但能大大降低冠心病的发作，同时也会对其他疾病的发生起到积极的防控作用。因此，对于冠心病的防治关键就在于重视，切实远离。

 做好冠心病的Ⅰ级预防

冠心病的Ⅰ级预防是指对没有发生冠心病的人群，对冠心病的危险因素进行干预，目的是防止动脉粥样硬化的发生和发展。

冠心病等心脑血管疾病，最明智的做法是从根本上预防冠心病的发生，一旦开始预防用药，就要坚持，使血脂水平控制在理想范围内。

目前，公认冠心病危险因素包括：40岁以上的中老年人、吸烟（现吸烟>10支/日）、高血压、高血脂、重度肥胖（超重>30%）、糖尿病、闭经后女性、有患冠心病的家族史、有明确的脑血管或周围血管阻塞的既往史。其中高血压、高胆固醇、吸烟及糖尿病被认为是冠心病最主要的4个危险因素。一级预防就是要控制好上述危险因素，主要措施有：

1.控制血压

高血压是冠心病的重要危险因素，所以在青少年时期就应注意预防高血压，尤其是那些家庭中有高血压家族史的。

2.控制血脂

血脂异常是冠心病的主要危险因素，血脂异常是指总胆固醇、低密度脂蛋白胆固醇及三酰甘油升高，以及高密度脂蛋白胆固醇降低，无论哪项异常都伴有冠心病发病率和死亡率的增加。

3.控制体重

超重和肥胖是冠心病的危险因素，腹型肥胖者有较大发生冠心病的危险。标准体重（千克）＝身高（厘米）－105（或110）；30岁以上>标准体重15%为过重，30岁以下>标准体重10%为过重，30岁以下>标准体重20%为肥胖。我国成年人的肥胖诊断标准是体质指数［体重（千克）/身高2（平方米）］：18.5～23.9为正常范围，24.0~27.9为超重，≥28.0为肥胖。我们的控制目标是体质指数为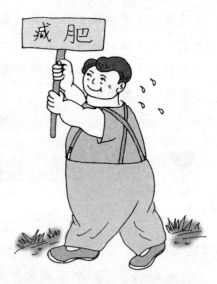

18.5~24.9千克/平方米，也可以根据腰围来控制肥胖，男性要求腰围<90厘米，女性<85厘米。

4.防治糖尿病

糖尿病患者患冠心病的危险增加，而且与冠心病的严重程度有关。因为糖尿病对全身的血管都有破坏作用，糖尿病患者处于冠心病的高度威胁之中。

5.适当运动

研究发现缺少运动的人得冠心病的概率比健康者高出2倍，每天参加一定量的体力活动或体育运动，不仅可以增加能量消耗，调整身体的能量平衡，防止肥胖，而且可以增强心肌收缩力，降低血管紧张度，使冠状动脉扩张，血压下降，也可使血三酰甘油及血液黏稠度下降。这些对预防冠心病及高血压病都十分有利。

6.改善饮用水的水质

冠心病与饮水有着密切的关系。水分为软水和硬水，水中含有钙、镁离子多的水为硬水。研究发现，水质硬度低的软水地区，居民的冠心病发病率和死亡率明显高于硬水地区。人们应该根据自己居住地区水质的特点，采取适当的措施和有效的办法，软水地区需补充钙、镁等矿物质，以预防和减少冠心病的发生。

把握冠心病的Ⅱ级预防

冠心病Ⅱ级预防，就是指对已经发生了冠心病的患者早发现、早诊断、早治疗，目的是改善症状、防止病情进展、改善预后，防止冠心病复发。冠心病Ⅱ级预防的主要措施有两个，一个是寻找和控制危险因素；另一个是可靠持续的药物治疗。为便于记忆，把它们按英文字开头排列成A、B、C、D、E五项。

1. A——阿司匹林（Aspirin）

一般指长期服用阿司匹林（Aspirin）和血管紧张素转换酶抑制剂（ACEI）。前者具有抗血小板凝集作用，可减少冠状动脉内血栓形成；后者可改善心脏功能，减少心脏重塑、变形，对并发有高血压、心功能不全者更有帮助。

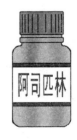

2. B——β-肾上腺素能受体阻滞剂（Betablocker）和控制血压（Blood Pressure）

应用β-肾上腺素能受体阻滞剂（Betablocker）和控制血压

（Blood Pressure）。目前已证实，若无禁忌证的心梗后患者使用β-阻滞剂，可明显降低心梗复发率、改善心功能和减少猝死的发生。控制高血压，对防治冠心病的重要性是众所周知的，一般来讲，血压控制在130／85毫米汞柱以下，可减少冠心病的急性事件，且可减少高血压的并发症，如卒中、肾功能损害和眼底病变等。

3. C——降低胆固醇（Cholesterol）和戒烟（Cigarettes）

众所周知，胆固醇增高是引起冠心病的罪魁祸首，血清胆固醇增高应通过饮食控制和适当服用降脂药如他汀类药（如舒降之、来适可、普拉固等），把胆固醇降到4.6毫摩尔／升以下，这样可大大降低心梗的再发率。最近通过循证医学研究证实，心梗后患者即使血清胆固醇正常也要服降脂药，尤其是他汀类药，这样就能大大降低急性冠脉事件的发生率。因此，凡是心梗患者无论血清胆固醇增高还是正常，都要长期服用降脂药。

4. D——控制饮食（Diet）和治疗糖尿病（Diabetes）

冠心病从某种意义上来说是没有管好嘴，吃出来的。每天进食过多富含胆固醇的食物如肥肉、动物内脏、蛋黄等，是促发冠心病的最大危险因素。因此，心梗后的患者应当远离这些高胆固醇食物，提倡饮食清淡，多吃鱼和蔬菜，少吃肉和蛋。

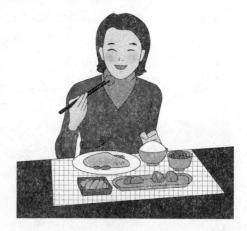

糖尿病不仅可以引起血糖增高，也是引起脂质紊乱的重要原因。在同等条件下，糖尿病患者的冠心病患病率比血糖正常者要高出2～5倍。由此可见，控制糖尿病对冠心病患者是何等重要。

5. E——教育（Education）和体育锻炼（Exercise）

冠心病患者应学会一些有关心绞痛、心肌梗死等急性冠脉事件的急救知识，如发生心绞痛或出现心梗症状时可含服硝酸甘油和口服阿司匹林等，别小看这些简单方法，这可大大减轻病情和降低病死率。心梗后随着身体逐渐康复，可根据各自情况在医生指导下，适当参加体育运动。

 ## 冠脉装支架，不能一劳永逸

直到今天，冠状动脉内支架置入术依然是冠心病介入治疗的重大里程碑。近年来，冠心病的患病率呈逐年上升趋势，接受该治疗的冠心病患者数也飞速增长。不过，置入支架并非一劳永逸，更不意味着"疾病治愈"。比如，仍然需要冠心病患者进行规范的药物治疗，以防冠状动脉支架发生再狭窄（心肌缺血再次出现）或血栓形成（导致心肌梗死甚至死亡）。

1.置入支架需配合规范的药物治疗

对冠心病患者而言，置入支架并非"一劳永逸"。支架能处理的仅仅是发生了严重狭窄的病变，并不能改变冠心病本质。若不积极干预，冠状动脉其他部位依然可以发生狭窄和堵塞，导致心肌缺血或心肌梗死。冠状动脉支架由金属制成，置入后不能取出，需终身携带，且有发生血栓的危险，故支架置入术后必须进行抗血小板治疗，以防血栓形成。尤其在置入早期，常需使用双重抗血小板治疗。美国心脏病协会推荐：置入金属裸支架的患者需每天服用阿司匹林162～325毫克，至少1个月，然后以每天75～162毫克的剂量无限期维持服用，同时每天服用氯吡格雷75毫克，至少1个月，最好1年。

2.两点要求预防冠心病新病变

为避免病变进展，患者应努力做到以下两点：一要调整生活方式，包括戒烟、合理饮食、适当运动、生活有规律、避免过度劳累或过度紧张等；二要积极治疗高血压、糖尿病与高脂血症等疾病，按时服药，定期检查。不少患者担心长期服药会有副作用。应该说，使用这些药物确实有一定的副作用，如阿司匹林可能会导致或加重胃溃疡、他汀类降脂药可能导致肝损害等，但只要合理使用、定期监测，发生副作用的概率是非常低的。

稳定易损斑块，是冠心病防治的重点

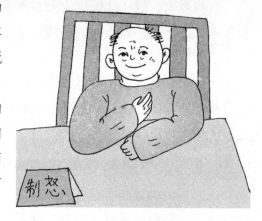

心血管疾病目前已成为威胁人类健康的第一杀手，其中急性心肌梗死和心源性猝死不仅是冠心病最严重的表现，也是心血管病死亡最重要的原因。研究发现，引起冠心病发生的动脉粥样硬化斑块有两种类型：一种是稳定斑块，可表现为心肌缺血、心绞痛等，一般不突发心梗；另一种是易损斑块，特别容易破裂，出现血栓堵塞50%以上的血管管腔。那些没有先兆的突发性心绞痛、突发性心肌梗死就是这些易损斑块引发的。前者引发的疾病特点可以形容为"痛而不死"，后者引发的疾病特点则是"死而不痛"。

不难看出，相比于稳定斑块，易损斑块更具隐蔽性，也更加危险。遇到天气寒冷、情绪刺激、劳力过度、暴饮暴食等情况，这些像"不定时炸弹"一样的易损斑块就会破裂，形成血栓，阻塞血管，发生心肌梗死。因此，在冠心病的防治上，目前除了要关注动脉粥样硬化的发生和斑块的消退，最重要的问题是稳定易损斑块。许多实验和临床研究证实，他汀类药物、受体阻滞剂、血管紧张素转换酶抑制剂以及抑制血小板聚集药物，如阿司匹林等和中药通心络胶囊等，都具有不同程度稳定易损斑块的作用。

冠心病要求"稳"，就需要把工作做到前面，不能受不了才开始吃药，针对自身情况，在寒冬季节、梅雨季节、高温季节等病症高发期，即使没有发病，采取预防性吃药也很重要。

 ## 减慢心率，冠心病患者的长寿秘诀

现如今，生活都追求一种"快节奏"，但殊不知，对正常人而言，心率快，其预期寿命可能会较心率慢的人短；对冠心病患者来说，心率越快，出现心血管事件的概率越大，死亡风险也就越高。

研究发现，心率过快对于冠心病患者来说有诸多不良影响。这项研究共涉及1万余名左心室收缩功能不全的冠心病患者，他们分别来自全球的781个研究中心。结果显示，心率≥70次/分的患者，发生死亡或其他心血管事件的概率更大。这些患者心血管死亡风险会增加34%，心肌梗死、心力衰竭和需要手术治疗的风险分别增加46%、56%和38%。

从预期寿命来说，很多动物实验都表明，心率越快，寿命越短。例如，老鼠每分钟心跳600多次，它的寿命非常短；但哺乳动物白鲸，每分钟心跳只有20次，能活30多年。冠状动脉供血，靠的就是心脏的舒张期。心率越快，心脏的舒张期就会缩短，心肌供氧减少，从而引起心脏供血不足、心肌缺血；同时，心率增快也会直接导致心肌耗氧增加。长此以往，会使心肌梗死、慢性心力衰竭的发生率增多。以色列也有一个研究发现，心率每分钟大于90次的人，发展为心血管疾病的进程会缩短一半。

我国最近开展的一项研究也表明，心率每分钟小于90次的人，不易得心脏病；即使是在冠心病患者中，心率在每分钟60～74次的人，死亡率也明显偏低。另据流行病学资料显示，心率加快与冠心病、心肌梗死、心力衰竭的预后不良相关。对于冠心病患者或正常人群而言，静止时的心率加快都是潜在的危险因素。

因此，要想预防心血管病，将心率降下来是一个非常重要的预防手段。一般正常人心率在每分钟60~100次。对于冠心病患者，更有必要将心率减慢。从目前研究来看，心率应该减慢到每分钟70次以下，这类患者除了借助药物外，适当运动也变得非常必要。

自己如何尽早发现冠心病

预防优先，冠心病尤为如此。本病就其发病规律来看，一般发生在40岁以后，男性多于女性，脑力劳动者多于体力劳动者，城市多于农村，平均患病率约为6.49%。随着人民生活水平的提高，目前冠心病在我国的患病率呈逐年上升的趋势，并且患病年龄趋于年轻化。因此，21世纪我国面临心血管疾病的挑战，要想扼制危害人类健康的"第一杀手"，日常生活中就要掌握相关的知识，做到尽早防范。

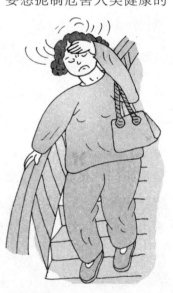

◉ 劳累或精神紧张时出现胸骨后或心前区闷痛，或紧缩样疼痛，并向左肩、左上臂放射，持续3~5分钟，休息后自行缓解者。

◉ 体力活动时出现胸闷、心悸、气短，休息时自行缓解者。

◉ 出现与运动有关的头痛、牙痛、腿痛等。

◉ 饱餐、寒冷或看惊险影片时出现胸痛、心悸者。

◉ 夜晚睡眠枕头低时，感到胸闷憋气，需要高枕卧位方感舒适者；熟睡或白天平卧时突然胸痛、心悸、呼吸困难，需立即坐起或站立方能缓解者。

◉ 性生活或用力排便时出现心慌、胸闷、气急或胸痛不适者。

◉ 听到噪声便感到心慌、胸闷者。

◉ 反复出现脉搏不齐，不明原因心跳过速或过缓者。

为尽早发现冠心病，还应定期进行相关体检。如果检验结果不正常或有其他的易患冠心病的危险因素，应该每5年进行一次或更多次血胆固醇化验。此外，每年进行一次血压检查和血糖检查。若属于冠心病的高危人群，就要请医生决定是否需要接受心电图检查。若需要进一步的检查，医生会安排做一项运动试验以测出在踩固定脚踏车或踩运动平板机时的心电图，在结合冠状动脉造影检查进行诊断。

 ## 警惕，梅雨季节是冠心病的高发期

众所周知，在寒冷的冬季，冠心病及心绞痛的发作频率高。那么在相对湿热的梅雨季节是否有同样的问题发生呢？事实上，热的环境容易诱发心绞痛，特别是在又热又湿的情况下，心绞痛的发作概率跟冬季相近似，呈现一种高峰值状态。那么，为什么冠心病会在梅雨季节"暴发"呢？

梅雨季节多雨潮湿，空气中湿度增加，气压降低，同时由于天气闷热难受，人体极易出汗，血液黏稠度增加。所以，每搏输出量减少，加之湿热环境可使心室容积增大，引起心肌耗氧量增多，使心肌缺血缺氧，从而诱发心绞痛。也正是这个原因，所以，我国南方冠心病患者的症状更为突出一些。因此，北方的患者，如果出差到南方，往往容易发生心肌缺血，出现胸闷、气短等心绞痛症状，严重的甚至还会发生心肌梗死、心力衰竭而导致死亡。

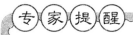 专家提醒

　　冠心病患者应多吃易消化的食物，避免剧烈的体育活动，遇有反复心绞痛发作，应立即在医生指导下做药物治疗。

因此，专家表示，梅雨季节冠心病患者应选择合理的药物治疗，在心绞痛缓解期，除正规服用常用药物外，还可选用麝香保心丸等中成药预防和减轻心绞痛的发作，在心绞痛发作期，应备一些必要的急救药物。

 ## 需警惕心肌梗死的"星期一现象"

根据英国苏格兰10年研究的材料发现，星期一死亡的心肌梗死的人，比一星期中其他任何一天都多20%，可称为"星期一现象"。英国医学杂志的一篇报告建议道，在经过周末的休闲之后，再要返回工作会产生压力，因此会产生星期一心肌梗死多的现象。1986年至1995年间，8万名男人和女人在苏格兰死于心脏病，而死亡的高峰都是星期一。

50岁以下、没有心脏病史的女人，死于星期一的比死于其他日子的多1/5。

50岁以下、没有心脏病史的男人，死于星期一的比死于其他日子的多19%。

另外，星期六因饮酒而死亡的人数，比一周其他日子增加64%。

怎么办呢？最好的方式就是不要"雪上加霜"。周一很多单位都要开例会。这往往是一些都市白领集体喝咖啡的时候。咖啡中所含的咖啡因具有使中枢神经兴奋的作用，可视为一种激烈的药物。事实上，咖啡因属于嘌呤类药物，和茶中所含名叫茶叶碱的成分是同类的，可直接对心肌作用，提高收缩率，所以一般都被当做治疗心脏病的急救药。

通常药用的咖啡因一次是200毫克，一天在500毫克以内，而一般的咖啡杯一杯就含有60毫克，所以如果一次喝3杯或一天喝8杯时，则相当于常用的药量。咖啡因作药用的量超出上述的2.5～3倍时，就会产生严重的副作用，会导致脉搏次数增加、心跳剧烈加快，或有颤动、发抖、耳鸣等症状。在美国波士顿所做的有关咖啡和心脏病的调查结果显示：和完全不喝咖啡的人比较，一天喝1～5杯咖啡的人患心肌梗死的比例，是不喝者的1.34倍。就咖啡因的含量而言，普通一杯冲泡咖啡（60毫克）是罐装咖啡（40毫克）的1.5倍，相当于可乐（17毫克）的4倍。所以，日常多喝白开水对健康有好处。

冠心病猝死"偏爱"秋季

　　冠状动脉粥样硬化的病理变化过程是一个相当长的过程，其病变发生可从幼年开始，最早者见于新生儿。研究资料表明：年龄10～20岁的人其发生率可达13.3%。美国曾对平均年龄22岁的300名士兵的尸体进行尸检，发现这些死亡的青年中，肉眼可看到冠状动脉病变者达77%。可以说，几乎所有的人都会产生某种程度的动脉粥样硬化，只不过是有人还没有发展到足以表现出临床的症状而已。

　　动脉粥样硬化形成与人体抗动脉粥样硬化的过程一直在进行中，随着年龄的增长使动脉粥样硬化症状逐步表现出来。因而对冠心病的预防，应从青少年时期开始，才能减少冠心病发病率。

　　现在，患冠心病的人不少，而有的患者常因情绪激动、精神紧张、过度疲劳、暴饮暴食、酗酒等导致猝死。尤其是在秋季，更是冠心病的高发季节。专家提醒广大冠心病患者应采取积极的预防、治疗措施，防止猝死的发生。

　　一是严防情绪激动、精神过度紧张；二是避免过度劳累，避免熬夜及超负荷的脑力、体力消耗；三是切忌暴饮暴食、酗酒、吸烟及过度性生活；四是适当参加一定的体力劳动和体育活动；五是合理膳食也很重要。冠心病患者要避免经常食用过多的动物性脂肪和含胆固醇较高的食物，应食用低胆固醇、低动物性脂肪及富含维生素C的食物，如鱼、肉、鸡、豆制品及新鲜蔬菜等。

　　此外，还要定期查身体，以便及时发现血压、血脂、血糖、心电图等动态变化，做到防患于未然。一旦发生冠心病猝死，应在就地抢救的前提下向急救站呼救，在急救医师抢救的同时送医院。

防猝死，八大异常敲响警钟

　　猝死型冠心病以隆冬为好发季节，在家、工作地点或公共场所中突然发病，心脏骤停而迅速死亡；半数患者生前无症状。存活患者有先兆症状常是非特异性而且是较轻的，如疲劳、胸痛、或情绪改变等，因而未引起病人的警惕和医师的注意。所以，就难免有平素"健康"，夜间却死于睡眠之中且翌晨才被发现的情况。

　　据专家统计，在1小时内死亡的猝死病例中，冠心病的占86%，目前发现冠心病猝死的易发年龄在20~60岁，所以说常发生在人的生命精华时段；男性比女性高出3~4倍；45岁以上随年龄增长发生率逐渐增加；猝死者中有25%~30%事先无任何可以察觉的心脏病表现。现在医学专家们正致力于预测猝死的易患因素的研究。但有一点十分重要，那就是预防冠心病。

　　院前急救是患者能否生存的重要部分，发病后的最初4分钟是患者能否存活的关键，多掌握一些急救知识是很有必要的。在日常生活中出现下列现象时，应提高警惕，以便早期防止冠心病猝死的发生。

　　◉ 劳累或紧张时突然出现胸骨后或左胸部疼痛，伴有出汗或放射到肩、手臂或颈部。

　　◉ 体力活动时有心慌、气短、疲劳和呼吸困难感。

　　◉ 饱餐、寒冷、看惊险影片时感到心悸、胸痛。

　　◉ 在公共场所或会场中，或上楼爬山时，比自己以前，特别比别人容易感到胸闷、心悸、呼吸不畅和空气不够。

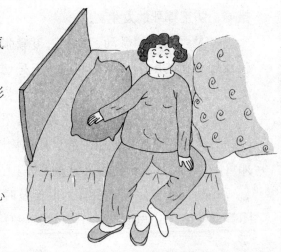

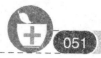

◉ 晚间睡眠枕头低时，感到憋气，需要高枕卧位；熟睡或噩梦过程中突然清醒，感到心悸、胸闷、呼吸不畅，需要坐起后才好转。

◉ 性生活时感到心跳、心急、胸闷或胸痛不适等。

◉ 长期发作的左肩痛，经一般治疗反复不愈。

◉ 反复出现脉搏不齐，过速或过缓现象。

具有以上高危因素或在日常生活中出现以上现象时，应提高警惕及时就医，以防止猝死因素在长期潜伏中突然发生。

 ## 心肌梗死，女性经期更需防控

研究发现，心肌梗死女性患者在月经期的时候，心肌梗死的危险率会大大提高。研究人员对28名曾患心肌梗死或心绞痛的更年期前妇女进行的研究发现，在月经来潮五天内发生急性冠状动脉梗死的妇女明显多于其他时间。其中20名妇女是在月经来潮的3天内发生，只有8名妇女是在月经来潮7天后才发作。研究人员相信，月经周期体内雌激素水平的波动可能会增加心肌梗死的发病危险。

因此，女性心肌梗死患者在日常的时候更要预防心肌梗死，年轻女性也要警惕心脏疾病。女性心肌梗死患者在日常生活中，特别是在经期要尽量保持愉悦的心情，预防心肌梗死发作；并且要在饮食上注意，因为心肌梗死在饮食方面的营养治疗可以挽救濒死的心肌，缩小心肌缺血面积，防治并发症，减少心肌梗死复发率。

1.急性期护理

急性期卧床休息，在发作后3日，在他人协助下给予流食，可选米汤、菜泥、藕粉、去油肉汤等。每日进食总量1 000～1 500毫升，可分5～6次给予，以避免一次食入量过大而使膈肌升高，加重心脏负担。此阶段禁用牛奶、豆浆、浓茶、咖啡、浓肉汤等有刺激性或胀气的食物。

2.稳定期护理

进入稳定期后，可选用半流食，例如面条、面片、碎菜、肉末、馄饨、粥等，应保持清淡且易消化的食物。随病情好转，再过渡到软饭。可适量增加含镁丰富的食物，这是由于镁可能有助于保护缺血心肌。成年人每日镁需要量为300～400毫克，来源于绿色蔬菜、小米、面粉、海产品等。需要说明的是，进入恢复期后，饮食原则及可用与忌用食物应与冠心病时的要求相同，应特别注意防止复发。

 ## 住院护理三字经，"早、静、防"须谨记

1.抢救要趁"早"

心肌梗死在急性期住院病死率过去为30%左右，目前则降至10%左右，死亡多在第1周内，尤其在数小时内，发生严重心律失常、休克或心衰者，病死率尤高，远期预后与心功能有关。据统计，心肌梗死发生后70分钟内送到医院进行溶栓治疗的，死亡率仅为1%；70～180分钟采用溶栓治疗，死亡率却高达10%；只要疼痛超过20分钟不缓解，特别是用了硝酸甘油都止不住的，就得赶快送医院。因此，心肌梗死抢救要趁早。

曾经有患者这样倾诉说：

"我刚把老伴送进医院就让医生训了一顿，怪我这么迟才送患者入院，耽误了病情。我心里挺委屈，昨天见老头子心口痛得直哼哼，吃了几次药都没止住，我劝他赶快去医院。谁知老头子眼一瞪：'大

年初一上医院，讨吉利怎么着？'这倔老头不愿这个时候上医院，我有什么办法？"

心肌梗死，生死攸关，这能由着患者性子来吗？医生对此哭笑不得。

心肌梗死的抢救，最讲究的是一个"早"字。早治与晚治，差别大着呢。就拿眼下最有效的溶栓治疗来说吧，药用得早，不仅可大大降低死亡率，还可缩小心肌坏死的面积，减少并发症。

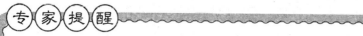

送医院也有讲究

准备住院时，最好能让患者乘坐救护车或者出租车去医院，千万别让患者走路来。在救护车到来之前，患者要尽量保持安静，躺着别动。什么大小便啦、换衣服啦、拾掇生活用品等劳神费力的事，能免则免，或找人帮忙。

2.住院要求"静"

心肌梗死急性期，即入院头一周的护理，讲究的是一个"静"字。

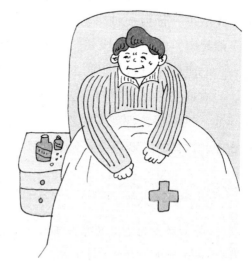

首先，身要静。绝对卧床休息，吃喝拉撒全在床上；洗脸、漱口、大小便、吃饭，都得有人帮着。探病的人要少，聊天时间要短。

其次，心要静。不能着急，不能犯愁，不能激动，更不能发火。凡是令病人心烦的家庭纠葛，操心的工作业务，甚至令他激动的球赛消息全得封锁。

最后，胃肠也得静。大鱼大肉、饮酒、吸烟固然不行，大滋大补的药品也不适宜。饮食只要有营养、清淡易消化就行。一餐不能太饱，少吃多餐慢慢来。大便要保持通畅，多喝水，多吃蔬菜、水果，再不行就喝蜜糖，用通便药，不能便秘。

只有这样，才能最大限度地减轻心脏负担，给它一个喘息休养的机会。再配合药物治疗，就能更快、更平稳地恢复健康。

3.出院注重"防"

该出院了，如何护理成了家人的难题。别着急，医生说出院后还要讲究一个"防"字，生活上一是要"循序渐进"，二是要"提高警惕"。

通常心梗患者出院后常犯的毛病有两种。一是"怕"。到过一次鬼门关，总怕再次犯病；加上大病体弱，一下子也适应不了以前的生活，总觉得动一动心慌，走一走气促，什么也不敢做。

针对这一毛病，可用医生嘱咐"循序渐进"这句话了。日常生活中，家属应鼓励患者先室内后室外，先家里后社会，先部分后全部地参加各种日常活动，包括吃饭穿衣、扫地浇花、买菜散步、工作娱乐、甚至性生活等，让患者逐步恢复正常的生活和工作，但必须掌握一个限度：任何一种活动，只要引起胸痛或气促，就应马上停止，如不能缓解，就该马上服药。因此，急救药品一定要随身装。

心肌梗死患者爱犯的第二种毛病就是"不在乎"。

有些患者总觉得自己大难不死，必有后福，既然恢复得不错，胸不痛，气不喘，那就干啥都行。照样抽烟喝酒，工作玩命干，麻将通宵搓，这样的人就用得着医生嘱咐的第二点要求了："提高警惕"。

专 家 提 醒

心肌梗死患者的每一项运动都要学会慢慢尝试，逐步适应，切忌操之过急，引起心情激动、心脏不适。

其实，冠心病患者的血管犹如一条年久的水管，生了锈，管腔变窄，加上有垃圾一堵塞，造成了心肌梗死。溶栓疗法去掉了垃圾，水流出来了，但铁锈和狭窄依然存在；介入性治疗打通了水管，水虽然流得顺畅了，但水管其他部位甚至原来的部位依旧生锈。有人做过调查，心肌梗死后治疗成功的患者中，有10%～20%在一年之内再次发作心绞痛、心肌梗死或心脏猝死。一年后，每年还有约2%的患者再次发生心肌梗死或猝死。

所以，心梗患者出院后还应该在医生指导下，长期服用可降低再次发生心肌梗死和猝死风险的药物。改变吸烟、酗酒、生活过于紧张、缺乏体力活动等不良生活习惯，定期去医院复查等。此外，还得随身携带急救药，以防不测。

从早到晚，冠心病患者生活宜忌需谨记

冠心病虽然突发性死亡率极高，但并非患上了就不能长寿，其实只要谨记生活宜忌，坚持科学的生活方式，认真做好自我保健，这样不仅会使病情得到改善，防止猝死的发生，还可以和健康人一样幸福生活。

那么，冠心病患者每一天的生活应当如何安排呢？归结起来看，从早到晚，冠心病患者应遵照下列相关原则：

1.起床宜缓不宜急

清晨起床时，应先将身体慢慢侧转，然后轻缓地坐起来，不要着急站起，可坐在床边稍活动一下，再缓缓地下床，从容地穿衣。如动作过急，可引起心率和血压较大的波动。

2.饮水宜温不宜凉

人体经过一夜的体内代谢，血液黏稠度增高，此时是诱发脑血栓和心肌梗死的时间。因此，患有冠心病的患者晨起需饮一杯白开

水或喝杯牛奶、豆浆，这样可稀释血液，保持血液中的代谢废物尽快排出体外。尽管这一点很多人都知道，也在尽量去做，但值得注意的是，饮用水不能太凉也不能太烫，最好为温开水（即水温略低于体温为宜）。

3.排便用力宜轻不宜重

清晨排便是很多人的一种良好习惯，这样可清理肠道，排出体内的废物，尤其对于老年人更是非常有好处的。但是，排便时切忌急于排空而用力屏气，用力过猛可使血压骤升而诱发意外。因此，冠心病患者应学会排便时的自我放松，轻轻用力。排便体位应取坐式，不宜蹲式，如厕时不可反关卫生间房门，便后不要骤然站起，双手扶膝，缓缓起立。

4.饮食宜清淡不宜厚腻

冠心病患者的饮食要清淡一些。蛋白质的摄入量每日每千克体重不少于1克。多吃植物油，少吃荤油。新鲜蔬菜不可少。饭菜做得可口、软烂一些，以便容易消化吸收。少吃或不吃油炸、生冷和粗糙食品。血脂高、偏胖者，应适当限制高脂肪和高热量食物。病情较重伴有水肿、尿少者，应严格限制食盐摄取量。一日三餐的分配和健康人一样，早餐要吃好，午餐要吃饱，晚餐要吃少。尤其是晚餐，切不可吃得过饱，以免加重心脏负担，使病情加重。

5.晨练宜柔不宜剧烈

冠心病患者适当锻炼可改善病情，但运动的项目应以柔和、轻缓为主，以免运动强度过大，诱发意外。患者可选择如太极拳、健身操、散步、慢摇等轻缓、柔和的项目，时间不宜过长。运动强度以每分钟心率不超过120～130次为宜。若在运动中出现心慌、胸闷或头晕时，应立即中止。

6.外出宜悠闲不宜赶急路

尽量不乘公共汽车，过度拥挤和嘈杂可致血压升高、心率加快。

如距离不远，最好步行。出门的时间要宽裕一些，以免赶急路，给心脏造成负担。

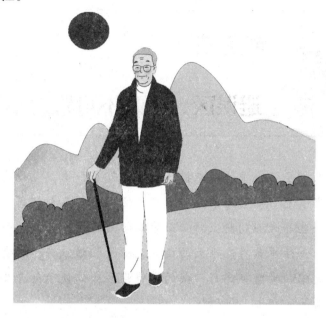

7. 午后宜小憩不宜操劳

每天午饭后最好睡上半小时至1小时，即使不睡也要小憩一会儿。坚持午休有助于血压保持稳定，对心脏功能差者尤为必要。不宜打麻将甩扑克，更不能参加赌博，这对冠心病患者是致命的游戏。有亲友来访，也不宜打破生活习惯与其高谈阔论。长时间高声谈话或过于激动可使血压显著增高，会影响身体。

8. 晚间宜散步不宜久坐

晚饭后稍坐一会儿，可走出家门到幽静的地方散步半小时左右。如有家人为伴更好，这样会使身心都处于放松状态。电视迷尤其要注意，电视和某些娱乐活动对冠心病患者具有一定的危险。看电视应有选择，可看一些内容轻松愉快的节目，不要看惊险恐怖的片子和竞争激烈的体育节目，音量宜小些，持续时间不要超过2小时。不论是看什么节目，都不要过于认真而"目不转睛"，每看半小时，应活动一下身体。

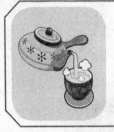

第五节

避误区：千万不可置之不理

随着人们生活水平的不断提高，生活节奏加快，冠心病发病率逐年增加。患了冠心病的患者为了治病，他们搜集各种信息，并逐一施行。然而一些非专业刊物上对心血管病防治的描述并非正确，一些社会上流传的说法更是存在很大的误区，随便相信，将会深受其害。下面就告诉大家一些常见的冠心病的治疗误区，以便于患者及其家属随时提高警惕。

 误区1：急性心肌梗死保守治疗

急性心肌梗死是指冠状动脉急性闭塞，血流中断，所引起的局部心肌的缺血性坏死。在临床上，患者可出现持久性胸骨后疼痛，休克、心律失常和心力衰竭，并有血清心肌酶增高以及心电图的改变。

在我国，冠心病介入治疗至今已有20多年的历史，这种用药物治疗冠心病的方法，除了适用于药物治疗无效或效果差的患者外，对急性心肌梗死治疗效果尤佳。据报道，用药物进行治疗后，急性心肌梗死的急性期死亡率可由原来的30％下降至5％以内，明显减少了并发症的发生。

然而，并不是所有急性心肌梗死的患者都可适用于用药物保守治疗。资料表明，在我国仅有30%的急性心绞痛、急性心肌梗死等患者在发病后6小时内接受了紧急介入手术；高达70%的急性冠心病患者由于种种原因选择了药物保守治疗，效果很不理想。因此，要改变这种认识上的误区，日常生活中应更多了解冠心病防治新技术、新疗法，而不能因为人为想象的风险就拒绝急诊介入手术。事实上，如果经济条件许可，介入治疗无疑是一种明智的选择。

 误区2：放上支架能省下医药费

支架治疗只是一种物理治疗。它通过改善血管局部狭窄，从而减轻心肌缺血而使心绞痛得到缓解。

很多经常心绞痛发作的患者做完支架手术后，冠心病的很多不适症状会迅速消失，甚至恢复了体力活动，也因此就以为万事大吉了。其实，由于患者有冠状动脉硬化，其他部位同样也会发生狭窄，因此，复发的危险性仍然存在，况且，有些患者血管病变较多，支架只放在了几个重要的部位，还有的狭窄血管没有放支架。因此，即使放了支架，同样应注意按健康的生活方式生活，根据病情，按医生要求继续服药治疗。

千万不要以为放了支架，就不用再进行其他的治疗了。冠心病是一种心血管的慢性疾病，一般来说治愈的可能性很小，所以，对于冠心病患者来说，防控病情是非常重要的。除了要遵守用药外，还要进行运动锻炼、饮食调养、日常保健等多方面的辅助治疗，这样患者既可以有规律地享受生活，还可延长患者的寿命。

 误区3：化验正常就无须服降脂药

医生常被称为"白衣天使"，虽然在当今社会不排除有极少数医生会唯利是图，常给患者乱开药，做一些伤害患者的事；但更多的

"白衣天使"还是值得信赖的。就部分冠心病患者来看，血脂已经在正常范围，可是大夫却给他开了降脂药，他们认为这是胡乱用药。其实不然。近年来，国内外大规模临床试验证明，血脂化验检查结果在正常范围内，并非就不需要治疗，关键要看个体情况。

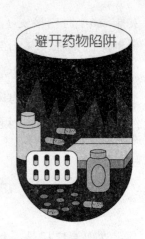

避开药物陷阱

例如，低密度脂蛋白—胆固醇（LDL-C）为3.51毫摩尔/升，对健康人而言，属正常范围无须降脂治疗；但对患过心肌梗死，做过支架治疗、冠状动脉搭桥手术，患糖尿病或同时有多种危险因素的患者，则该血脂水平就偏高。把LDL-C降至2.6毫摩尔/升以下，可明显改善患者预后，减少心血管疾病的发生。另外，对于急性冠心病患者，他汀类降脂药可起到稳定冠状动脉硬化斑块的作用，发挥该药物降脂作用以外的心血管保护作用。

 ## 误区4：冠心病治疗，支架"多多益善"

目前，冠心病的治疗基本是"三分天下"，药物治疗、介入支架、外科手术"三足鼎立"。药物治疗是所有治疗的基础，很多患者经过内科的药物治疗，症状基本上都得到了控制。但介入治疗和支架手术则针对不同的患者，也各得其所发挥着重要作用。不可否认，采用支架的方式，技术已经相对成熟，而临床也表现出了效果好、创伤小、恢复快、可重复等优点，让濒临阻塞的生命通道再次流动起生命的血液，给众多冠心病患者带来了新生。全世界每年增加170万"支架人"（在中国，2008年新增约18万"支架人"）。但也因此使人们产生了一些错误认识，认为支架多疗效就好。

我们首先要了解这一手术的基本原理。冠心病是因供应心脏血液、营养的冠状动脉出现了硬化、狭窄，血液不畅，心脏的"营养供应线"濒临阻塞，进而出现心绞痛、心肌梗塞，甚至危及生命。而支架手术是在心脏动脉血管上打开一个小口，然后通过血管穿刺技术，放入支架，支架能将堵塞或狭窄的血管撑开、疏通，从而恢复冠状动脉的血供应能力，改善患者心脏机能，使濒危患者维持生命正常。

但必须强调的是，心脏支架手术虽说并不十分复杂，但并不是一点风险都没有，毕竟接受手术的患者是冠心病病人，手术部位是心脏上的血管，所以不到万不得已，不注张做此手术。更不能如"韩信点兵"似的，认为多放几个支架就能治好冠心病，"多多益善嘛！"

这种观念是错误的。排除经济因素，即使患者手术顺利，支架放进去，撑起来了，并不等于说这个血管或者这个部位不会再次发生狭窄或者阻塞。而且，滥放的支架也可能会给患者在出院后的日子里带来麻烦。毕竟这些支架在人体内是一种异物，术后要经过排异反应，需严格、长期服用抗凝药物，以保障血液顺利通过支架部位。支架越多，日后出现支架内血栓、狭窄的可能性就越大。很多时候，支架内急性血栓的形成是会要命的。

况且，并非所有的冠心病患者都适合采用支架这种简单、安全、微创的方法来进行治疗。一般而言，对于左主干病变、三支病变、多发、多处、弥漫病变或者主要血管分叉处的病变，医生会建议患者最好采用外科"搭桥"手术。这些病变如果一味地强求植入支架，一是手术中容易出现问题，患者容易出现生命危险，有些患者是根本不适合放支架的禁忌证；二是很多弥漫性冠状动脉病变，若要完全解决问题，绝非2～3个支架就能解决问题。

遗憾的是，目前国内一些心脏介入医生在种种复杂甚至非医学因素的驱动下，让冠状动脉支架的植入有显而易见的"扩大化"趋势。一个病人一次手术植入4～5枚，甚至5～7枚冠状动脉支架的例子并不少见，患者无端地被"滥放"支架的医生置于手术风险的浪尖。每放一枚支架，患者都要被迫在"鬼门关"上走一遭；患者无奈地要为"滥放"支架的昂贵医疗费用买单，"医生在我心脏血管里放了一辆奥迪"。面对生命，这样的黑色幽默无疑让人们笑不出声来。

严格来说，支架手术不是治疗冠心病的方法，只是一种急救措施，及时进行支架手术，是为了争取更多治疗时间。因此，提醒广大冠心病患者切勿听信夸张的广告宣传，一定要专业医疗机构就诊后，根据自己的实际情况治疗冠心病。

误区5：女性无忧，冠心病"重男轻女"

为什么年轻女性患冠心病的概率会小于男性呢？这要归功于女性激素（荷尔蒙），即雌激素。这种激素能提高血管弹性，降低血压，增加血液中"好的胆固醇（高密度脂蛋白）"，降低"坏的胆固醇（低密度脂蛋白）"，使血管不容易硬化和阻塞，起到保护作用。正因为如此，在猝死病例当中，男性占了九成以上。

那么，是不是女性对冠心病就可以袖手旁观呢？显然不是。因为女性在50岁以后步入更年期，由于卵巢功能减退，雌激素分泌大幅减少，失去了"保护伞"，总胆固醇开始升高，高密度脂蛋白降低，血

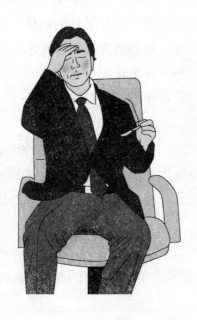

管逐渐发生动脉硬化现象。与此同时，更年期后的女性较容易患上高血压、糖尿病、血脂异常等疾病，这些都是心脏病的危险因素，导致停经后的妇女患心脏病的概率直线上升。一般来说，女人比男人晚10年得心脏病，所以女性55岁以后心脏病的发病概率就会大幅提高。而且女性冠心病临床症状不如男性典型，这也是女性冠心病比较危险的因素。

就其症状表现来看，男性患者常以胸闷、压迫紧缩为主要症状，而女性主要是背痛、腹部疼痛、呼吸急促、恶心、消化不良或异常疲倦，症状往往各不相同。女性心脏病患者多属高龄，有时会有"无症状"心脏病发作，而一旦出现心力衰竭，病情就已经较重。由于初期症状不明显，很多女性通常不会想到自己得了心脏病，就诊的时间比男性晚，从而延误了治疗。因此，一旦出现气短、疲乏、脚肿等症状，就应该高度重视，及时到医院诊治。

 ## 误区6：冠心病用药"多多益善"

虽说药物可以治愈许多疾病，可以缓解一些症状，但不能滥用，更不是多多益善。

日常生活中就有这样的情况。有的老人患有冠心病，同时服用作用相同的药物3~4种，用了西药，还要用中药；用了国产药，还要用进口药。有人统计过，老年人身患疾病种数与年龄成正比：61～70岁平均5.6种，71～80岁平均7.2种，81～90岁平均9.4种。有报告显示，一张处方开4～7种药，这类处方占总处方数的74.9%。只要条件许可，用药多多益善成了很多人的想法。

俗话说"是药三分毒"，药物可以治愈疾病，当然一些未被消化的毒素也会残留在体内，久而久之也会影响你的健康，甚至可能致命。报告显示，同时应用5种药物，药物不良反应发生率为18.6%，同时应用6种以上的药物，不良反应发生率升至81.4%。药物不良反应，轻则表现为过敏性药疹，重则过敏性休克以及肝、肾衰竭等。对老年人而言，药物带来的不良反应更为严重。那么，面对药物，患者该怎么做呢？

事实上，用药的方法患者是可以具体把握的，只要记住以下几点：该用的药一定要用，治疗的药、预防的药、诊断疾病的药都要从较小剂量开始；不该用的药坚决不用；可用可不用的药尽量不用；有国产的药，不用或少用进口的药；用了西药，尽量不用或少用中成药；一种药物能有效治疗一种病，就不再加第二种药。

有的疾病要常年用药，如高血压、糖尿病等，还有许多疾病用药应制订疗程，疗程结束，药物就停用。此外，一些老年人喜欢服用一些具有特殊作用的保健品。再次提醒各位老年人，在服用前，最好能咨询一下医生，听一听医生的意见，这样您既能保健身体，而且吃着也安心，不用担心药物会伤身。

第二章

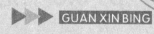

GUAN XIN BING

JU JIA TIAO YANG BAO JIAN BAI KE

食养食疗，健康又受用的保心妙法

"民以食为天"，但饮食远不是吃饱就可以，也不是吃贵就对那么简单。因此，在掌握一些饮食疗法总原则基础上，掌握一些饮食的选择与制作方法就显得很重要。五谷、蔬菜、水果到底该怎么吃，如何选择一款"量身定做"的食疗方，如何避免饮食的误区，让吃变得更细致、更对症，显得紧要而迫切。

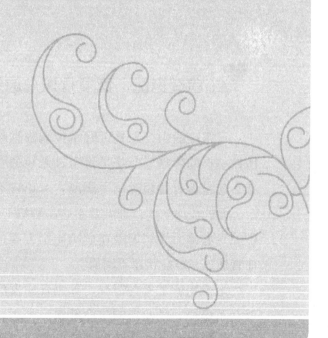

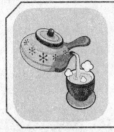

第一节 饮食有道，
食物也能调治冠心病

说到饮食，也许很多人都感觉，就是吃饭嘛，没什么讲究的，其实非也，吃也是一门学问，对患有冠心病的中老年人来说更是如此。一方面要严格糖的摄取，维持体重，保护心肺功能；另一方面又要讲求饮食要合理，一些维生素、膳食纤维、硒等营养素都要摄取到。如何对症而食，如何掌握分寸远离冠心病，越吃越健康，是冠心病防治的"必修课"。

 合理搭配，饮食疗法总原则

日常生活中，您是否时常被胸部憋闷困扰？您是否有过胸口像被压榨一样的疼痛感？您是否有过无故的心慌、气短、头晕、乏力的症状？您是否有过短时间手脚麻木、语言不清的经历？如果您的情况符合上面的任何一项，那就要小心一种病——冠心病！至少患冠心病、脑梗死等心脑血管病的潜在危险比别人高，或者是已经患有轻微的心脑血管病，只是症状还不明显。

无论您属于哪种情况，如果任由发展，最终都会导致心梗、脑梗等严重病变，危及您的生命健康。那么，日常生活中，该如何科学安排、合理搭配以有效预防治疗心脑血管病呢？营养饮食一句话：菜中有叶（绿叶青菜）、饭中有豆（谷类）、肉中有菇（菌类）、汤中有藻（海藻、紫菜等）。具体说来，把握以下几个方面的原则：

1.粗细搭配

现在饮食的一个重要特点就是吃得精细。但粮食在经过加工后，往往会损失一些营养素，特别是膳食纤维、维生素和无机盐，而这些营养素也正是人体所需要或容易缺乏的。科学研究表明，不同种类的粮食及其加工品的合理搭配，可以提高其生理价值。例如小米和红小豆中的膳食纤维比精白粉高8～10倍，B族维生素则要高出几十倍，这对于增强食欲，防止诸如便秘、脚气病、结膜炎和白内障等都是有益的。我国很多地方的"二米饭"（粳米和小米）、"金银卷（面粉和玉米面）"都是典型的粗细搭配的例子，是符合平衡膳食要求的。

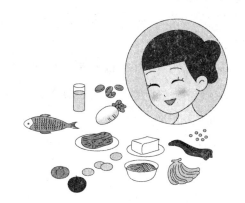

2.荤素搭配

据最新的研究报道，胆固醇还有防癌作用。每天进食少量动物油应是有益无害的。不要走极端，尽管动物油含饱和脂肪酸和胆固醇较多，建议与植物油搭配，尤应以植物油为主（植物油与动物油比例为2∶1），但不是替代。动物脂肪可提供维生素A、维生素D和胆固醇，后者是体内合成皮质激素、性激素以及维生素D的原料。

3.酸碱搭配

酸性食物与碱性食物一起食用。一酸一碱，加之两者所含营养素的互补，对维持机体的酸碱平衡起着很好的作用。实际上，我国人民长期以来所形成的烹调习惯，有很多是属于酸性食物和碱性食物搭配的。总的看来，动物性食物属酸性，而绿叶菜等植物性食物属碱性，这两类食物的搭配对人体的益处是显而易见的，也是荤素搭配的优点所在。

冠心病的发病同饮食营养因素有直接或间接关系，因此，把握一些饮食原则也就成为防治冠心病的重要举措。那么，日常生活具体该怎么吃呢？

【一日三餐安排】

早餐：花卷（面粉50克、黄豆粉20克）；玉米面糊粥（玉米面30克）；炝芹菜（芹菜50克、花生仁20克）；茶叶蛋1个（鸡蛋60克）。

午餐：大米饭（大米100克）；肉丝面（面条50克、瘦猪肉10克、木耳10克）；番茄炒鸡蛋（番茄150克、鸡蛋50克）；红烧鲢鱼（白鲢100克）。

晚餐：千层饼（面粉50克）；绿豆稀饭（大米30克、绿豆20克）；炒油菜（油菜150克）；五香豆腐丝（干豆腐100克）。

全日烹调用油15毫升。全日总热量8 387千焦（1 997千卡）左右。

归结起来看，还应注意三个方面的问题：其一是食物选择，每日可饮用牛奶250毫升或酸奶约250克，鱼100～150克或瘦肉100克，豆制品100克，绿色蔬菜300克，水果100克，粮食300～400克，油1～1.5毫升，鸡蛋每周2～3个；其二是餐次安排，应少量多餐，每日4～5餐为宜。避免吃得过饱，因为饱餐及高脂肪餐会诱发急性心肌梗死。饭菜应清淡、少油腻、易消化。制作时可多采用蒸、煮、拌、熬、炒、炖等少油的烹调方法；其三是烹调安排，因饱餐及高脂肪餐可能诱发急性心肌梗死。

降脂，对抗冠心病的头等大事

降脂到底有多重要？目前已知，胆固醇水平每增加1%，心肌梗死的患病和死亡风险就增加2%。遗憾的是，几十年来，大家用了种种方法，比如说切肠子，以减少胆固醇的吸收；控制饮食；用烟酸、贝特等药物来降低胆固醇等，但冠心病患者的总死亡率并没有降下来。

渐渐地，人们发现食疗或许是防治的可行出路。许多研究证明，长期食用大量脂肪是引起动物动脉硬化的主要因素。而且还证明饱和脂肪酸能升高血胆固醇，多不饱和脂肪酸则能降低血胆固醇。一般认为膳食中多不饱和脂肪酸、饱和脂肪酸、单不饱和脂肪酸之比（p：s：m）以1：1：1为宜。膳食胆固醇含量对体内脂质代谢会产生一定影响，应适当加以控制。

那么，都有什么样的人需要强化降脂呢？

可以确切地说，需要强化降脂的人是有冠心病和冠心病危症的患者（即所谓高危人群），而不是所有人。包括：曾经发生过心肌梗死的糖尿病患者；虽未发生过心肌梗死，但有腹主动脉瘤者；有症状的颈动脉硬化患者；脑卒中患者；吸烟又喝酒，且血脂高的55岁以上的男性。

相对于高危人群来看，还有所谓极高危患者。包括：发生过心肌梗死的糖尿病患者，有急性冠状综合征或发生过心肌梗死的患者，吸烟等危险因素持续得不到纠正的做过搭桥手术的患者。

这里要提醒一点的是，主张降脂，但并非一降到底，换句话说，并非降得越厉害就越好，得把握一定的标准。强化降脂目标的3个数据，即100、70、30%~40%。所谓100，是指高危患者胆固醇至少要降到100毫克/分升以下；所谓70，是指极高危患者应该把低密度脂肪胆固醇降到70毫克/分升以下，相当于2.0毫摩尔/升；而对于高危和极高危患者经他汀治疗后，应低密度脂蛋白应从基线水平下降30%至40%。

爱吃"镁"食，保护心血管健康

在一项关于冠心病病因的研究中发现，给患者服用胆碱后，患者心动过速、头痛、头晕、耳鸣、心悸会有所减轻。据研究，体内胆碱可以在维生素B_6的辅助下，由丝氨酸合成，但在这个过程中，维生素B_6必须有镁的帮助才能形成磷酸化的活性形式，参与胆碱的合成。在某种程度上说，镁影响着胆碱的合成及生理功能的发挥。从生理学角度讲，镁能防止心动过速是由于其能稳定血管平滑肌细胞膜的钙通道，激活钙泵，排出钙离子，泵入钾离子，限制钠进入到细胞内。此外，镁能减少应激诱导的去甲肾上腺素的释放，起到调节心律的作用。

冠心病患者中往往存在严重的缺镁情况，引起缺镁的原因有很多，如：经常饮用"纯水"。"纯水"包括纯净水、蒸馏水、太空水，这些水固然纯净，但加工在除去有害物质的同时，也除去了包括镁在内的许多有益的矿物质，长期饮用会影响镁的摄入量。因此，专家们提出"水要净化，不要纯化"；食用过量食盐、

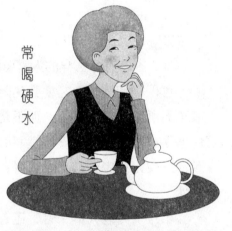

常喝硬水

腌制食品、含钠高的食品会使细胞内的镁减少；饮食结构不合理，蛋白质和脂肪摄入过多，蔬菜摄入量不足，会影响到人体对镁的吸收；常食用加工过于精细的食物，也会导致食物中镁含量大大减少；经常食用磷过剩食品。食物中的磷化物会导致肠内镁吸收困难，如动物蛋白、动物内脏等。同时，饮食注意钙的补充，可以缓解磷对镁吸收的影响；咖啡和茶水中的咖啡因会使食物中镁在肠内吸收困难，造成镁排泄增加。心理和生理疲劳、情绪波动引起的应激反应，可使尿镁排泄增加。

消除导致人体缺镁的因素，安排合理的饮食结构，多吃绿色蔬

菜，常喝硬水，多食一些含镁食品，人体就可获得满足正常需要量的镁。不但对高血压患者控制病情有益，对于正常人保持身体的健康也大有裨益。

专家提醒

含镁较多的食物

蔬菜中，有慈姑、茄子、油菜、萝卜。

水果中，有柠檬、橘子、葡萄、香蕉。

谷类中，有鲜玉米、糙米、小米、小麦胚芽。

豆类中，有豌豆、黄豆、蚕豆。

水产类中，有海参、鲍鱼、紫菜、墨鱼、沙丁鱼、鲑鱼、蛤蜊。

坚果类中，有榛子、松子、西瓜子。

以上这些都是高镁食品，冠心病患者可搭配食用。

严格控"糖"，维持体重，保护心肺功能

就身体营养需要而言，糖对人体来说是十分重要的，人体所需的热量50％以上是由糖类食物提供的。那么是不是吃糖越多，提供能量越多，对人体就越有好处呢？不是的。我国人民的饮食结构，是以米、面为主食的，其中含有大量的糖类。从正常的饮食中，人们已经可以获得足够的糖，甚至已经超过人体的需要量。

很多时候，人们都在说，小孩儿不要多吃糖。其实，"糖"摄取过多，远不是小孩儿的事儿。随着人们生活水平的提高，对含糖量高的点心、饮料、水果的需求和消耗日益增多，使摄入的糖量大大超过人体需要。过多的糖不能及时被消耗掉，多余的糖在体内转化为三酰甘油和胆固醇，促进了动脉粥样硬化的发生和发展，有些糖转化为脂肪在体内堆积下来，久之则体重增加，血压水平上升，使心肺负担加

重。如贮积在肝脏内，则成为脂肪肝。

糖只是一种能量物质，营养价值比较单一，过多摄入可能会影响其他营养物质的吸收，对血管内皮带来一定的损伤，也会增加冠心病和其他心脏病的发病风险。瑞士专家们研究了1900～1968年间食糖消耗量与心脏病的关系，发现冠心病的死亡率与食糖的消耗量呈正相关。日本的调查也得出一致的结果。因此有的学者甚至提出，过多地吃糖，对身体的危害不亚于吸烟。

因此，为了保护心血管健康，限制糖的摄入量还是很有必要的，尤其是对中老年人来讲，限制糖摄入量则更为迫切。美国人每日摄入糖的标准，建议女性每日摄入不超过产生41.84焦耳（100卡）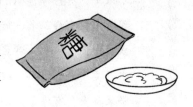的糖（约25克），男性则不超过62.76焦耳（150卡）（约37.5克）。据日本调查认为，每天食用糖的数量，应控制在50克以下。但很多食品中含有较多的糖，如一瓶汽水含糖量是20克左右，一盒冰淇淋的含糖量是10克，一块奶油点心的含糖量是30克，低度的酒类含糖量为5%～10%，还有奶精等。

对此，美国心脏协会给出的糖摄入标准是针对美国人而言的，中国人由于体质和饮食习惯同他们有较大差别，要在此标准上再降低一些。建议健康女性每日糖摄入量不超过15克，男性不超过25克，心脑血管患者以及高危人群应该进行更严格的控制。最好是不吃糖果，少吃点心，做菜也尽量少放糖。

多吃"硒"餐，保护动脉内膜

冠心病是严重影响人类健康和生命安全的疾病，就其原因来看，并非是单一的糖、脂肪的原因，另一个原因就是过氧化作用损伤动脉内膜。冠心病发病的原因很多，缺硒就是其中一种。

临床研究观察发现，动脉内膜受损后，胆固醇、钙质、血小板容易在受损处凝聚、沉积。受损内膜下层会发生炎性反应，使血管壁增厚，于是形成动脉硬化。而统计也显示，心肌梗死、心绞痛患者中血清硒含量较健康人明显偏低。研究发现冠心病病情越严重，患者的血硒水平越低。因此，血清硒浓度降低会增加冠心病发生的危险性。硒对冠心病的防治作用主要有两个方面：

1.稳定、修复心肌细胞

硒是很强的抗氧化物质，缺硒时动脉内膜容易发生过氧化损伤。另外，硒参与稳定、修复损伤的心肌细胞膜，维持细胞的正常功能。充足的硒可改善心肌供血不足，加速损伤细胞的修复，可让心肌梗死范围减少，增加冠状血管的血流量，改善微循环，降低心肌耗氧量。换句话说，适当的硒浓度对动脉内膜有保护作用，从而可预防动脉硬化。

2.防止血栓形成

在人类的血小板内，谷胱甘肽过氧化物酶的活性特别高，对硒特别敏感，硒缺乏患者的血小板表现出聚集性增强。动脉粥样硬化患者的血管内皮细胞很容易受损脱落，血小板易附着聚集在血管壁上，引起血栓。给硒缺乏的患者补硒，可增加血小板内的谷胱甘肽过氧化物

专家提醒

含硒较多的食物

食物中含硒丰富的有肉类、海产品、谷物、蘑菇、洋葱、大蒜、芦笋等制品，蛋类、金枪鱼及牡蛎等含硒也很丰富。黄油、鱼粉、龙虾、蘑菇、猪肾、大蒜等食物虽然含有一定的硒元素，但吸收率不太理想。营养学家提倡补充有机硒，如硒酸酯多糖、硒酵母、硒蛋、富硒蘑菇、富硒麦芽、富硒天麻、富硒茶叶、富硒大米等。但动物内脏，肉类中胆固醇含量较高，建议冠心病患者应少吃。

酶的活性，抑制血小板聚集，能阻止动脉内血小板血栓的形成，从而可预防冠心病发生。

冠心病常伴有血脂异常，而补硒可以提高血清中高密度脂蛋白的浓度，有益于心血管功能的改善。

因此，冠心病高危人群（包括高血压、糖尿病、血脂异常、吸烟和有心脏病家族史等危险因素者）和已经确认为冠心病的患者（包括已经确诊为心绞痛、心肌梗死的患者，安装过冠状动脉支架、进行过冠状动脉搭桥的患者）都应补硒。

补硒可以采用食补、硒保健品补充、药补，以食补为主。很多食物中都含有硒，其中蛋类、动物内脏以及肉类、海产品都是硒的良好食物来源。值得注意的是，冠心病患者在食补补硒时应考虑限制胆固醇、脂肪等摄入量。硒的摄入量每天50微克为宜，最多不能超过400微克。此外，还要注意少量多餐，切忌暴饮暴食，晚餐也不宜吃得过饱，否则易诱发急性心肌梗死。

膳食纤维，降低冠心病的风险

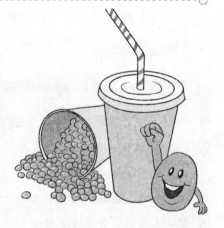

膳食纤维是一种不能被人体消化的碳水化合物，以溶解于水中可分为两个基本类型：水溶性纤维与非水溶性纤维。纤维素、半纤维素和木质素是3种常见的非水溶性纤维，存在于植物细胞壁中；而果胶和树胶等属于水溶性纤维，则存在于自然界的非纤维性物质中。

由于膳食纤维中，如果胶等成分可结合胆固醇，木质素可结合胆酸，使其直接从粪便中排出，从而消耗体内的胆固醇来补充胆汁中被消耗的胆固醇，由此降低了胆固醇，从而有预防冠心病的作用。美国学者的一项研究也表明，从食物中多摄取纤维素，尤其是水溶性纤维，可减少冠心病危险。

常见食物中的大麦、豆类、胡萝卜、柑橘、亚麻、燕麦和燕麦糠等食物都含有丰富的水溶性纤维，水溶性纤维可减缓消化速度和最快速排泄胆固醇，有助于调节免疫系统功能，促进体内有毒重金属的排出。所以可让血液中的血糖和胆固醇控制在最理想的水准之上，还可以帮助糖尿病患者改善胰岛素水平和三酰甘油。

维生素C，助你清除血管"垃圾"

维生素又名维他命，通俗来讲，即维持生命的元素，是维持人体生命活动必需的一类有机物质，也是保持人体健康的重要活性物质。维生素在体内的含量很少，但不可或缺。

专家指出，血管内的"垃圾"是造成心脑血管病的主要致病因素，只有将"垃圾"彻底从血管内清除，才能有效地预防心脑血管病。血管内的"垃圾"主要指增高的血脂，尤其是对血管破坏严重的低密度脂蛋白胆固醇和三酰甘油。血脂增高会使血液变得黏稠，血流速度减慢，时间长了还会破坏血管内皮，使内皮变得不光滑，血液中的垃圾就会附着在血管壁上。

那么，维生素和血管"垃圾"有什么关系呢？比如，维生素C能促进胆固醇生成胆酸，降低三酰甘油和血液中胆固醇浓度，减轻胆固醇在动脉壁上的沉着。促进动脉内膜细胞和组织间质清除积存的脂肪，避免形成斑块，从而能改善冠状循环，保护血管壁。尼克酸（烟酸）能扩张末梢血管，防止血栓形成；还能降低血中三酰甘油的水平。不仅如此，利用维生素C的抗氧化作用，还可防治急性心肌梗死，减轻心绞痛的症状。

此外，维生素C具有抗氧化作用，能阻止不饱和脂肪酸过氧化，保护心肌并改善心肌缺氧，预防血栓发生。那么，日常生活中应该如何科学服用呢？就一般饮食而言，成人每天需摄入维生素C 50～100毫克。即半个番石榴，75克辣椒，90克花茎甘蓝，2个猕猴桃，150克草莓，1个柚子，半个番木瓜，125克茴香，150克菜花和200毫升橙汁。

五色食物，预防冠心病急性发作

寒冬是养生、进补的最佳时节，但对于冠心病患者来说，千万不能盲目进补，一定要科学合理安排饮食。国内外已研究证明，冠心病的主要原因是膳食营养不平衡，因此，合理调整膳食是防治冠心病的重要措施。那如何才能做到科学合理呢？就是要讲究"红、黄、黑、白、绿"五种颜色，这样能够预防冠心病急性发作。

1.黑色

黑木耳是冠心病患者的首选菜肴。平时要多食黑木耳，但不能过量，每日食用5~10克，因为黑木耳中含有大量维生素，对降低血黏度、血胆固醇有良好效果。还要多吃香菇，因为香菇中含有腺嘌呤，具有降低胆固醇的作用，最好是同鸡肉、猪肉等肉类炖在一起吃，但香菇不能食用过量，每日最多不能超过50克。

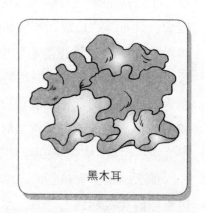

黑木耳

2.绿色

指绿叶蔬菜。如菠菜、韭菜、黄瓜、芹菜、大蒜等，这些蔬菜都含有丰富的维生素和纤维素，可降低人体对胆固醇的吸收。尤其是芹菜，对冠心病伴高血压患者具有降低血压、镇静安神的作用。但在炒这些绿叶菜时，一定要清淡，不能太咸、太油腻。炒菜时放一小勺盐即可，每日食盐摄入量应控制在3～5克即可。

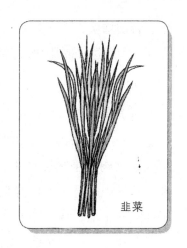

韭菜

3.黄色

主要是指黄色蔬菜。如胡萝卜、甘薯、浅色番茄几种黄色蔬菜富含胡萝卜素，有助于减轻动脉硬化。别小瞧胡萝卜，可以做成油焖胡萝卜条、清蒸胡萝卜（加适量醋、冰糖或蜂蜜）、油炒胡萝卜丝、胡萝卜水代茶饮、胡萝卜汁代果汁饮等多种花样，这些对于冠心

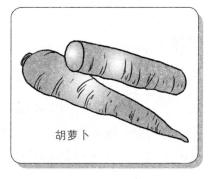

胡萝卜

病患者来说，具有降压、强心、降血糖等作用。还要多食黄豆、大豆等类制品，尤其是大豆，富含蛋白质相当于鱼类、肉类的2倍以上。

4.白色

如燕麦粉、燕麦片。能有效降低血三酰甘油、胆固醇，每日以食用50克为宜，不能过量。还要多喝牛奶，因为牛奶中含有大量的蛋白质、钙、铁等多种人体需要的物质，能抑制胆固醇的含量，有助

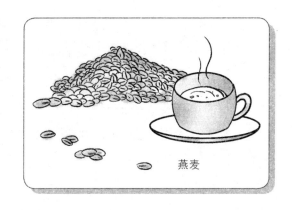

燕麦

于防止冠心病进一步发展。尤其是50岁以上的人，不同程度出现骨质疏

松、骨质增生，而牛奶不仅含钙量高、吸收好，对心肌有保护作用，冠心病患者应选择脱脂奶、酸奶，每天早晨喝一杯，有很好的促进作用。

5.红色

每天可以饮少量红葡萄酒，但不能过量，以50～100毫升为宜。还可适当补充瘦猪肉、牛肉等红色肉类，尤其要多吃羊肉和狗肉，因为羊肉和狗肉属于热性食物，产热量大，能够御寒。还要多吃苹果和西瓜，苹果中的纤维可以降低低密度脂蛋白的含量，每天吃1个，可促进胆汁酸的排泄；西瓜含有大量氨基酸、葡萄糖等，每3天吃1次，1次不得多于80克，可以帮助控制血压。

冠心病手术前后，吃法有讲究

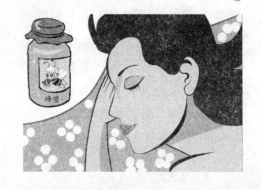

冠心病介入治疗需要通过注射造影剂使血管显影后再进行治疗，造影剂对人体健康不利，需尽快排出体外，因此，冠心病介入手术前后要调整饮食，减少不适和造影剂对人体的伤害。冠心病介入手术前要排清宿便，推荐吃黄豆糙米南瓜粥；冠心病介入手术后要清热解毒，推荐喝猪排骨煲冬瓜汤、清炒空心菜等。

1.术前——排清宿便，为手术做准备

介入治疗前要排清宿便，为手术做准备。所以，在手术前一天，应多吃苹果，多喝蜂蜜水，多吃粗纤维的蔬菜以帮助通便，并且最好吃半流食或流食。

比如，黄豆糙米南瓜粥。用黄豆50克，糙米100克，南瓜120克，水、盐各适量。黄豆洗净并用水泡3～4小时；糙米洗净浸泡约1小时，

南瓜去皮切小块。锅中加入黄豆和6杯水，用中火煮至黄豆酥软。加入糙米及南瓜，改用大火煮开，再改小火慢慢煮至豆酥瓜香即可。南瓜润肠通便、预防便秘。糙米可促进肠蠕动，加快排出废物，减少有害物质对人体的刺激。

2.术后——清热解毒，为手术做好恢复

中医学认为造影剂是一种热毒，因此一下手术台，患者应大量饮用清热利尿解毒的饮料，还可进食一些清热解毒的蔬菜。比如，清炒空心菜。取空心菜700克，葱、蒜末各15克，精盐5克，芝麻油5毫升，花生油25毫升。将空心菜择洗干净，沥干水分。炒锅置旺火上，加花生油烧至七成热时，放葱、蒜，然后下空心菜炒至刚断生，加盐翻炒，淋芝麻油即可。空心菜能利尿、清热、凉血。

此外，如绿豆汤、西瓜汁、番茄汁等，喜欢喝茶的人则可大量饮用绿茶。当天的饮食也应以清热利湿、养胃生津为主，可吃一些冬瓜汤或冬瓜氽猪肉丸子。注意多摄入水分，为避免腹胀，牛奶、豆浆、油条一类易产气和不易消化的食物尽量不要吃，以免增加腹压，对伤口恢复不利。

 ## 谨记，冠心病发作后第一餐以流食为主

面对突如其来的心绞痛或心肌梗死发作，冠心病患者往往会感到不知所措甚至极端恐惧。以往的规律生活从此被打破，陷入了紧张、无序的生活状态。而恢复健康、规律的生活，是冠心病患者康复的重要条件。

1.病后第一餐：流食为主

对于因不稳定心绞痛和急性心肌梗死而住院的患者，在症状尚未缓解时，进餐可能导致症状加重，甚至恶心呕吐。因此，在冠心病发作后应暂时禁食6～12小时。如果饥饿感明显，可以少量吃些较清淡的稀

粥。12～24小时后，如果患者心绞痛症状缓解、生命体征稳定，可以改为半流食，如稀饭、汤面、鸡蛋羹、素馄饨等清淡易消化的饮食，以每次200～300克、每日3～4顿为宜。

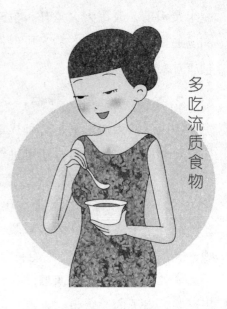

多吃流质食物

3～5天后，如果病情稳定，可以逐渐过渡到正常的一日三餐。每餐量是既往量的1/2～2/3，仍应以清淡易消化食物为主。另外，多食粗纤维蔬菜水果，保持大便通畅十分重要。如果大便干燥、秘结，很容易引起排便困难，而冠心病患者因大便时用力过大造成猝死的悲剧并不鲜见。

2.长期饮食：少脂是关键

由于脂肪（主要是低密度胆固醇）在动脉粥样硬化的发生发展过程中起着中心环节的作用，因此谈到冠心病患者的饮食问题，首先就要谈到脂肪摄入的问题。对于冠心病稳定期的患者，饮食应提倡多样化。但要避免食用过多的动物性脂肪和动物内脏，少食油炸食品（即使是用植物油炸的食品也应少食）。应尽量在家进餐，减少在外就餐，这样才便于控制每日油脂的摄入。

此外，每日应有新鲜蔬菜、水果。肉、蛋、奶也必不可少，但要适量，并尽量选择瘦肉。如果是养殖的鸡鸭，则应去皮。对于体重超重、血脂异常者，素食1～2个月是有益的。有饮白酒习惯的，应逐渐改为饮适量红酒。暴饮暴食和偏食都是不利于健康的，而且可能诱发急性心肌缺血。对于那些家族性血脂异常的患者，则需要在医生监测下长期用药物控制血脂水平。

第二节

五谷杂粮，保心强身的好食品

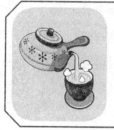

俗称"粗粮"的五谷杂粮也有适合冠心病患者吃的食物。如：麦麸，可养心益肾、健脾和血；玉米，能清除人体内多余的胆固醇，预防动脉硬化；花生，抑制血栓的形成；黑芝麻，能使血管弹性增加；红薯，可以预防心血管系统的脂类沉着；豌豆，有效保护血管的正常生理功能；这些食品，冠心病患者可经常食用。

麦麸，多吃粗粮防治冠心病

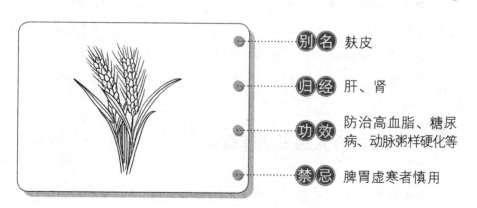

别名 麸皮

归经 肝、肾

功效 防治高血脂、糖尿病、动脉粥样硬化等

禁忌 脾胃虚寒者慎用

中医学认为，麦麸性凉味甘，无毒，具有养心益肾、健脾和血、清热调中、去脂降压等功用，适用于脾肾虚、高脂血症、冠心病、高血压、肥胖等。营养成分：麦麸富含胡萝卜素、维生素E及镁、硒、

铁、锰等，对心血管有保护作用；麦麸为低脂、高纤维食物，可促进肠胃蠕动，促进胆固醇随大便排出，起到去脂减肥作用；麦麸含钾量特高，其K因子大于30，为优质高钾降压食物；麦麸含钙、锌、铬较高，有利于改变和提高锌和镉的比例等，于高血压防治有利。

国内外临床观察均证明，常吃麦麸及其制剂，对高脂血症、动脉粥样硬化、冠心病、高血压、糖尿病、结肠癌、肠过敏综合征、老年性习惯性便秘等，均具有明显的防治效果。

应用说明

治疗冠心病的麦麸方如下，供酌情选用。

1.枸杞蒲黄麦麸羹

麦麸末30克，枸杞子20克，蒲黄末10克，红糖适量。枸杞子水煎至酥软，加入用冷水调和的麦麸、蒲黄和匀，再煮至麦麸熟成稀糊状，加入红糖调味即可。每日1剂，分早晚2次食用，可常食。具有滋养心肾、活血化瘀、去脂降压等功效，适用于心肾阴虚型冠心病等。

2.陈皮麦麸小米粥

麦麸末30克，陈皮10克，丹参15克，小米100克，红糖适量。陈皮、丹参水煎取汁，入小米煮粥，煮至小米化开时，加入麦麸和匀煮沸，改小火煮至成粥，加红糖调味即可。每日1剂，分2次食用，可常食。具有理气健脾、活血降脂等功效。适用于气滞血瘀型冠心病等。

玉米，老人每天的辅食佳品

玉米食品近年来又重新受到人们的青睐，这是因为它富含维生素E、维生素A。玉米胚榨出的玉米油，含有大量不饱和脂肪酸，它能清除人体内多余的胆固醇，并具有预防动脉硬化的作用。所以，食用一些玉米油是很有益处的。此外，每到玉米上市时，每天吃一根鲜嫩的清水煮玉米，对中老年者都有益处，最好选黄色的玉米，它较白玉米更富含营养。

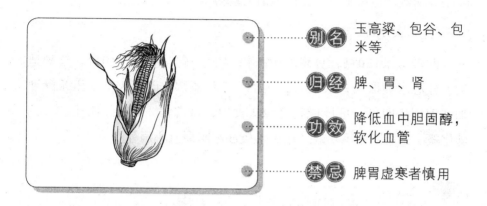

别名 玉高粱、包谷、包米等

归经 脾、胃、肾

功效 降低血中胆固醇，软化血管

禁忌 脾胃虚寒者慎用

营养成分：玉米富含复合碳水化合物及维生素E和多不饱和脂肪酸的油脂等，具有去脂及保护血管等功用。流行病学调查资料证明，以复合碳水化合物为主食的地区和国家，居民平均血胆固醇含量和冠心病发生率均较低。临床观察表明，以玉米等谷类代替单糖服用，可使高脂血症者的胆固醇、三酰甘油含量降低。长期服用玉米油，可使血中胆固醇降低，并使血管软化，故玉米油是"富贵病"的理想食用油；无论白玉米，还是黄玉米，钾含量均较高，其K因子在90～105之间，故为优质高钾降压食物。综上所述，玉米对冠心病防治极为有利。

应用说明

1.护心五粉羹

玉米粉、白糯米粉、炒黑芝麻粉各60克，何首乌粉、葛根粉各30克，红糖适量。各味和匀入锅，加适量冷开水调成稀糊状，用小火边煮边调，直至成熟稀糊状即可。每日1剂，分2次食用，可常食。具有滋养心肾、补虚降脂等功效，适用于心肾阴虚型冠心病等。

2.玉米佛手红枣粥

粗玉米糁50克，姜黄10克，佛手花3克，红枣15枚，大米100克，红糖适量。姜黄、佛手花水煎取汁，入玉米、大米、红枣煮成粥，加红糖调味即可。每日1剂，分2次食用，可常食。具有理气活血、补虚降压等功效，适用于气滞血瘀型冠心病等。

3.玉米杏仁豆浆

鲜嫩玉米150克，豆浆250毫升，桂心6克，甜杏仁10粒，红糖适量。桂心水煎取汁，入玉米、豆浆、杏仁煮沸，改小火煮至玉米酥熟加红糖调味即可。每日1剂，分2次食用，可常食。具有通阳化浊、润肺化痰、去脂降压等功效，适用于痰浊闭阻型冠心病等。

花生，防治冠心病的"长生果"

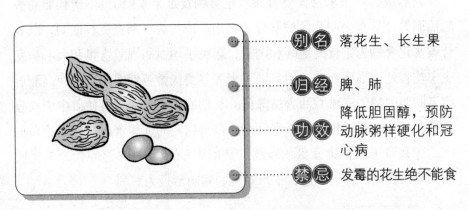

别名　落花生、长生果

归经　脾、肺

功效　降低胆固醇，预防动脉粥样硬化和冠心病

禁忌　发霉的花生绝不能食

花生也叫长生果、落花生，在我国普遍种植。中医学认为，花生味甘、性温，具有补肺润燥、健脾养胃等作用。民间常用花生仁（带红衣）浸醋一段时间后，加红糖、大蒜和酱油早晚食用，对降低血压有特殊效果。现代医学研究表明，花生中含有诸多降低血压和防止血压升高的成分。同时，花生因具有增强记忆力、延缓人体细胞衰老的作用，赢得了"长生果"的美誉，被人们视为养生保健佳品。

研究表明，花生的营养成分为每100克中含蛋白质27克，脂肪40克，糖类（碳水化合物）22克，钙71毫克，铁2毫克，磷400毫克，还含有丰富的胡萝卜素、B族维生素、维生素E、胆碱等。其中的糖类为复合糖，可以促进肠道蠕动，有利于胆固醇的排泄；而所含的植物性脂肪又不会引起血压升高。同时，花生含多种脂肪酸，其中80%以上为不饱和脂肪酸，且近一半为亚油酸，能使胆固醇氧化，具有降低血浆胆固醇、延长血小板的凝聚、抑制血栓形成、预防脑卒中（中风）、增加微血管弹性、预防血管破裂、防治动脉粥样硬化、降低血压等作用，可以有效防治冠心病、高血压、脑动脉硬化等多种疾病。

应用说明

1. 红枣花生衣汤

红枣50克，花生米100克，红糖适量。红枣洗净，用温水浸泡，去核；花生米略煮一下，冷后剥衣；将红枣和花生衣放在锅内，加入煮过花生米的水，再加适量的清水，用旺火煮沸后，改为小火煮30分钟左右；捞出花生衣，加红糖溶化，收汁即可。本汤具有强体益气、补血止血的功效，防治瘀血型冠心病。

2. 醋泡花生仁

小粒花生200克，香醋80克，糖40克，香菜、香油、酱油、小葱、盐各适量。锅中放油，油热后调小火放入小粒花生炒熟，晾凉备用。取一器皿放入香醋、白糖、香油、酱油、小葱搅匀调成汁待用；取一个喇叭形的碗，放上炒熟的花生米，倒入调好的汁拌均匀，撒上香菜，即可食用。此菜有凉血降压，增加微血管弹性，预防血管破裂，防治动脉粥样硬化等作用，对预防冠心病效果较好。

专家提醒

花生属高脂肪、高热能食品，所以宜常食，但不宜多食。花生中所含的油脂成分具有缓泻作用，需要大量的胆汁来消化，因此，高血压病患者如果有脾虚便溏、急性肠炎和痢疾者以及胆囊切除者，均不宜常食花生。

黑芝麻，能使血管弹性增加

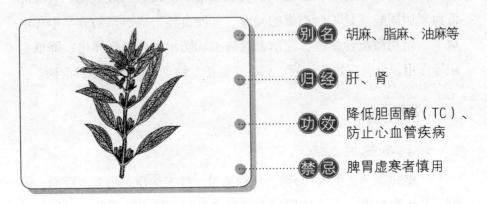

别名 胡麻、脂麻、油麻等

归经 肝、肾

功效 降低胆固醇（TC）、防止心血管疾病

禁忌 脾胃虚寒者慎用

黑芝麻味甘、性平，具有滋养肝肾、养血润燥的作用。特别适合因肝肾不足所致的脱发、须发早白、皮肤干燥、大便秘结的中老年朋友食用。

现代医学研究发现，黑芝麻所含的维生素E特别高，每100克芝麻含维生素E高达50.4毫克，为谷、果及蔬菜类食品之冠，有"维生素E宝库"之美誉，维生素E是脂溶性抗氧化剂，它对细胞组织（包括血管、毛细血管等）的类脂膜结构具有很好的保护作用，不仅使血管弹性增加，而且可使血液循环运行正常，其降压作用是不可忽视的。黑芝麻的含钙量相当高，每100克含钙量可高达780毫克，含磷量为516毫克，钙指数（即钙/磷之比值）为1.51，不仅有利于人体吸收，而且可以补充机体所需的钙，由于补钙可促使血压下降，所以，钙是控制高血压的一个重要营养剂。由此可见，黑芝麻具有活血润脉、益气降压功效。此外，黑芝麻与白芝麻的作用相似，功效相当，常可互相替代。

应用说明

1.芝麻五味葛根露

葛根250克，五味子125克，共入锅内水煎2次，去渣合汁，同炒香的黑芝麻、蜂蜜各250克，共置瓷盆内，加盖，隔水蒸2个小时，离火，冷却，装瓶。每日3次，每次服1匙。有补肾养心、凉血止血、润燥生津之功。对血热、津枯、便秘的动脉硬化冠心病患者，常食有益。

2. 黑芝麻葚糊

用黑芝麻、桑葚各60克，大米30克，白糖10克。将大米、黑芝麻、桑葚分别洗净，同放入石钵中捣烂，沙锅内放清水3碗，煮沸后放入白糖，再将捣烂的米浆缓缓调入，煮成糊状即可。此糊补肝肾、润五脏、祛风湿、清虚火，常服可增加血管弹性，对防治冠心病也有益。

专 家 提 醒

黑芝麻适宜肝肾不足所致的眩晕、眼花、视物不清、腰酸腿软、耳鸣耳聋、发枯发落、头发早白之人食用；适宜妇女产后乳汁缺乏者食用；适宜身体虚弱、贫血、高脂血症、高血压病、老年哮喘、肺结核，以及荨麻疹，习惯性便秘者食用；适宜糖尿病、血小板减少性紫癜、慢性神经炎、末梢神经麻痹、痔疮以及出血性素质者食用。患有慢性肠炎、便溏腹泻者忌食。

 红薯，预防动脉硬化的"好帮手"

红薯又名番薯、甘薯、山芋、地瓜、红苕、线苕、白薯、金薯、甜薯、朱薯、枕薯等，其味甘，性平，具有补脾益气、宽肠通便、生津止渴的功效。

红薯含有丰富的淀粉、膳食纤维、胡萝卜素、维生素A、维生素B、维生素C、维生素E以及钾、铁、铜、硒、钙等10余种微量元素和亚油酸等，营养价值很高，被营养学家们称为营养最均衡的保健食品。

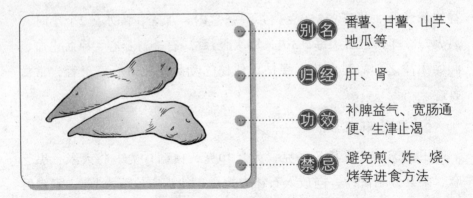

别名　番薯、甘薯、山芋、地瓜等

归经　肝、肾

功效　补脾益气、宽肠通便、生津止渴

禁忌　避免煎、炸、烧、烤等进食方法

红薯中含有的大量胶原和黏多糖类物质，是一种多糖和蛋白质的混合物，能保持人体动脉血管的弹性。常食可以预防心血管系统的脂类沉着，防止动脉硬化，增强血管壁的弹性，使皮下脂肪减少，避免肥胖。红薯中含纤维素较多，在肠内可吸收水分，促进胆固醇排泄，并具有通便的作用，对预防动脉硬化有一定效果。

（应用说明）

吃红薯也有讲究。红薯一定要蒸熟煮透再吃，因为红薯中的淀粉颗粒不经高温破坏，难以消化。吃红薯时最好搭配一点咸菜，可有效抑制胃酸。

红薯缺少蛋白质和脂质，因此要搭配蔬菜、水果及蛋白质食物一起吃，才不会营养失衡。最重要的是，红薯最好在午餐这个黄金时段吃。这是因为我们吃完红薯后，其中所含的钙质需要在人体内经过4～5小时进行吸收，而下午的日光照射正好可以促进钙的吸收。这种情况下，在午餐时吃红薯，钙质可以在晚餐前全部被吸收，不会影响晚餐时其他食物中钙的吸收。刚买的红薯可放置一段时间，再煮熟食用，这样味道会更甜。

如果不喜欢单独吃红薯的，也可将红薯与大米搭配，制成可口的红薯粥和红薯饭，再搭配一些清淡小菜，不仅有利于防止冠心病，对调养脾胃也有好处。

1.红薯粥

新鲜红薯200克，粳米100克，红枣2枚，芝麻、白砂糖各适量。将红薯洗净，连皮切成块，放入锅中，加入淘洗净的粳米及清水适量煮稀粥，加红枣、芝麻、白砂糖调味即可。

2.煮红薯

红薯若干，将红薯用清水洗干净；水煮开或蒸笼冒热气时，马上将红薯放下，使它的表皮在短时间内煮成半熟；然后用文火煮， 10多分钟后，再用旺火煮熟，糯软后即可关火。

专 家 提 醒

提倡红薯采用蒸、煮、炖、拌的方式食用，尽量避免煎、炸、烧、烤、熏、腌等进食方式，尤其是患有心血管疾病的患者，最好不要吃煎炸、烧烤或腌制的食物。

 ## 豌豆，有效保护血管的正常生理功能

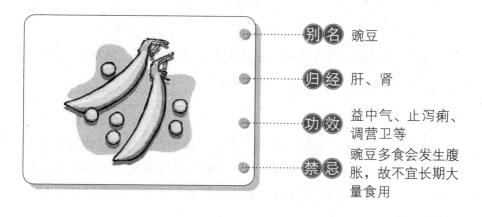

别名 豌豆

归经 肝、肾

功效 益中气、止泻痢、调营卫等

禁忌 豌豆多食会发生腹胀，故不宜长期大量食用豌豆味甘、性平，具有益中气、止泻痢、调营卫、利小便、消痈肿、解乳石毒之功效。现代医学研究表明，豌豆的K因子很高，以新鲜豌豆为例，每100克含钾332毫克，含钠仅1.2毫克，其K因子为276.67，为所有可食蔬菜中的第一名，即使是干豌豆，其K因子也很高，每100克含钾610毫克，含钠4.2毫克，K因子为145.24。可见，豌豆无论是鲜品，还是干品，其K因子都大大超过有效降压作用的界定范围（K因子≥10）。现代食疗专家赞誉豌豆为"降压佳豆"。豌豆（包括鲜品、干品）所含的胡萝卜素、维生素B_1、维生素E以及维生素C等成分的量都较高，这对保护血管的正常生理功能具有重要意义。

因此，患有高血压病或有血压升高及出现头痛、心烦、脉弦数或脉滑的患者，经常食用以豌豆及其制品烹饪制作的菜肴、汤羹，是大有裨益的。

（ 应用说明 ）

豌豆可作主食，豌豆磨成豌豆粉是制作糕点、豆馅、粉丝、凉粉、面条、风味小吃的原料，豌豆的嫩荚和嫩豆粒可菜用也可制作罐头。新鲜的豌豆不可生吃，需煮熟、炒熟后再食用。豌豆适合与富含氨基酸的食物一起烹调，可以明显提高豌豆的营养价值。此外，冠心病患者可常吃新鲜豌豆苗，可有效控制疾病的发作。

1.豌豆苗汁

豌豆苗250克，将豌豆苗，洗净捣烂，榨取汁液，每次饮50mL，每日2次，可辅助治疗高血压、冠心病。

2.清炒豌豆

豌豆250克，盐、鸡粉、蒜末、香油、姜末各适量。将豌豆洗净，姜、蒜切末备用。炒锅倒油烧热，放入姜末和部分蒜末炒香，然后下入豌豆大火快炒，临出锅前放入剩下的蒜末，用盐、鸡粉调味，淋入香油炒匀即可关火。

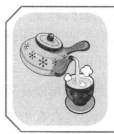

第三节 蔬菜大餐，
保心、护心，助你健康长寿

在五颜六色、清爽可口的蔬菜中，一些具有保心、疏通血脉、保护血管作用的蔬菜是很受冠心病患者欢迎的，如，番茄、苜蓿、海带、大蒜、荠菜、香菇、海带、马齿苋等。它们不但可为冠心病患者提供每日所需的营养，而且对血管的疏通效果较好，只要能将它们烹调成美味的菜肴，经常食用，对冠心病的防控是很有帮助的。

 番茄，心血管的"保护神"

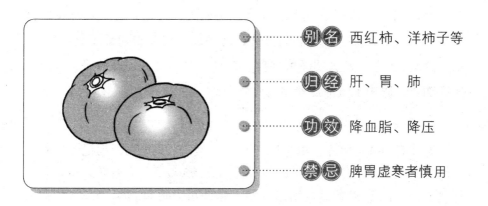

别名 西红柿、洋柿子等

归经 肝、胃、肺

功效 降血脂、降压

禁忌 脾胃虚寒者慎用

番茄，味甘、酸，性微寒，归肝、胃、肺经；不仅口味好，还具有生津止渴、健胃消食、清热解毒、凉血平肝、补血养血和增进食欲的功效。番茄果实营养丰富，有多种功效，被称为神奇的菜中之果。

据营养学家研究测定：番茄中含有果酸，能降低胆固醇的含量，有对心血管具有保护作用的维生素和矿物质元素，能减少心脏病的发作。尼克酸（烟酸）能维持胃液的正常分泌，促进红细胞的形成，有利于保持血管壁的弹性。所以食用番茄对防治动脉硬化、高血压和冠心病也有帮助。番茄多汁，可以利尿，肾炎患者也宜食用。

此外，番茄富含维生素A、维生素C、维生素B_1、维生素B_2以及胡萝卜素和钙、磷、钾、镁、铁、锌、铜、碘等多种元素，还含有蛋白质、糖类、有机酸、纤维素。每人每天食用50～100克鲜番茄，即可满足人体对几种维生素和矿物质的需要。番茄含的番茄素，有抑制细菌的作用；含的苹果酸、柠檬酸和糖类，有助消化的功能。

常吃番茄酱对保护心脏具有重要作用，番茄制品对遏止"坏"胆固醇，即低密度脂蛋白胆固醇具有极大帮助。所以，为防治动脉硬化、高血压和冠心病，应该经常食用番茄制品。

应用说明

1.番茄陈皮羹

成熟番茄200克，姜黄片、陈皮各10克，红糖、湿淀粉各适量。番茄洗净，入沸水烫一下，去皮切碎，捣如泥，待用；姜黄、陈皮水煎取汁，加入番茄糊、红糖和匀煮沸，趁沸加入湿淀粉勾芡即成。每日1剂，分2次食用，发病期间可常食。具有理气消食、通脉散瘀、降压去脂等功效，适用于气滞血瘀型冠心病等。

2.番茄瘦肉汤

熟番茄150克切片，海蜇皮丝30克，瘦肉片100克，枸杞子20克，料酒、葱花、姜丝、盐、味精各适量，高汤300毫升。各味入锅，加水适量煮沸，改小火煮至瘦猪肉片熟入味即可。每日1剂，分2次佐餐食用，发病期间可常食。具有滋养心肾、通脉散瘀、去脂降压等功用，适用于心肾阴虚型冠心病等。

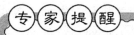

专 家 提 醒

　　番茄的品质决定了菜品的功效，选购的时候，一般选果形周正，无裂口、虫咬，成熟适度，酸甜适口，肉肥厚，心室小者。

苜蓿，告别动脉粥样硬化的蔬菜

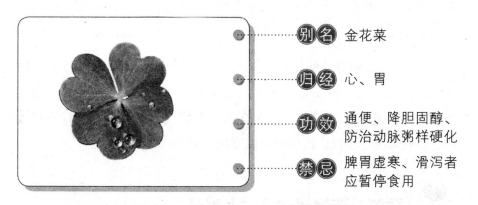

别名　金花菜

归经　心、胃

功效　通便、降胆固醇、防治动脉粥样硬化

禁忌　脾胃虚寒、滑泻者应暂停食用

　　苜蓿富含胡萝卜素、维生素C、维生素E及硒等，具有保护心血管等功用；苜蓿为低脂肪、高植物纤维及果胶的食物，具有通便、降胆固醇、防治动脉粥样硬化等作用；苜蓿为高钾、高钙、富含锌食物，其K因子大于85，钙指数为201，有利于改变和提高锌和镉的比例，均对防治高血压病有利。近年来，大量动物研究资料证明，苜蓿具有防止由于高脂肪和高胆固醇所引起的高脂血症和动脉粥样硬化的作用。综上所述，经常食用苜蓿，对冠心病防治极为有利。

应用说明

1.苜蓿炖豆腐

　　新鲜苜蓿段210克，枸杞子20克，嫩豆腐块200克，料酒、葱花、姜丝、盐、味精各适量，鸡汤500毫升。锅内加入枸杞子、鸡汤及水适量煮沸，改小火煮10分钟至枸杞子软，加入其余各味和匀煮沸，改小火煮至熟入味即可。每日1剂，分2次佐餐食用，发病期间可常用。具有滋阴养血、降压去脂等功效，适用于心肾阴虚型冠心病等。

2.苜蓿子茉莉花茶

苜蓿子、陈皮、山楂各10克，茉莉花3克，红糖适量。各味入杯，冲入沸水，加盖闷15分钟即可。每日1剂，代茶饮用，冲淡为止，发病期间可常食。具有理气活络、活血利湿、散瘀降脂等功效，适用于气滞血瘀型冠心病等。

3.苜蓿桂枝粥

切碎苜蓿250克，桂枝10克，白米100克，蜂蜜适量。桂枝水煎取汁，入白米煮粥，将成时，加入苜蓿和匀煮沸煮至粥成，稍凉，加入蜂蜜调味即成。每日1剂，分2次食用，发病期间可常食。具有补血散寒、去脂降压等功效，适用于血虚寒闭型冠心病等。

荠菜，防治冠心病"上好佳"

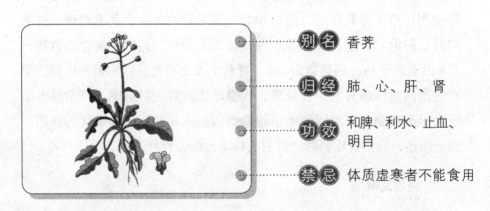

别名 香荠

归经 肺、心、肝、肾

功效 和脾、利水、止血、明目

禁忌 体质虚寒者不能食用

荠菜富含胡萝卜素、维生素E及胆碱、生物碱、黄酮类、氨基酸、叶绿素等，对心脑血管有保护作用；荠菜为低脂肪、高粗纤维食物，具有去脂减肥及防治高脂血症、动脉硬化的作用；荠菜为高钾、高钙食物，其K因子为8.86，其钙指数为3.63（明显高于1.5），故对高血压有防治作用。综上所述，荠菜不愧为一种防治冠心病的佳品。

应用说明

1.荠菜蒲黄粥

荠菜粗末150克，蒲黄、青皮各10克，小米100克，红糖适量。蒲黄、陈皮水煎取汁，入小米煮粥，将熟时，加入荠菜末、红糖和匀，再煮成粥即可。每日1剂，分2次食用，发病期间可常用。具有补虚理气、活血化瘀、通脉降脂等功效，适用于气滞血瘀型冠心病等。

2.首乌生姜荠菜粥

鲜荠菜粗末200克，生首乌粉60克，生姜细末10克，红枣20枚，白米100克，红糖适量。白米、红枣、生姜一起煮粥，将熟时，加入其余3味和匀，再煮沸成粥即可。每日1剂，分2次食用，发病期间可常食。具有滋补心肾、行气和脾、去脂降压等功用，适用于心肾阴虚型冠心病等。

3.荠菜白萝卜蛋花汤

鲜荠菜粗末200克，白萝卜片100克，鸡蛋1个，盐、味精、麻油各适量。鸡蛋打入碗中，搅散，待用；萝卜片入锅，加水煮沸，煮至酥熟时，加入荠菜末、盐、味精、麻油和匀煮沸，乘沸加入搅散蛋液，煮成蛋花汤即可。每日1剂，分2次佐餐食用，发病期间可常食。具有理气豁痰、去脂降压等功效，适用于痰浊闭阻型冠心病等。

大蒜，血管壁的"清道夫"

大蒜为低脂肪而富含硒的食物。大蒜含挥发油，为高钾食物且其K因子大于15，这些均对冠心病防治有利。国内外实验研究及临床观察均证明，冠心病是由动脉硬化、血流不畅所导致，而大蒜的成分里恰恰含有血小板解聚剂，能使血流畅通。另外，大蒜还含有丰富的抗氧化剂，这些抗氧化剂可以对抗那些对动脉壁造成损害，使之硬化狭窄的诸多因子，长期食用能明显降低血脂含量。

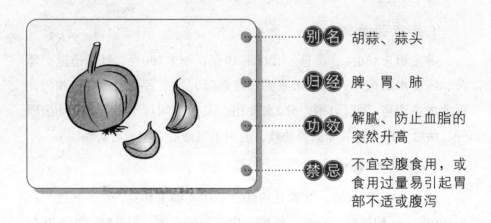

別名 胡蒜、蒜头

归经 脾、胃、肺

功效 解腻、防止血脂的突然升高

禁忌 不宜空腹食用，或食用过量易引起胃部不适或腹泻

有人将大蒜生吃与熟吃进行了对比，发现生大蒜预防冠心病的作用比吃同等量熟大蒜的明显。具有以上预防作用的有效成分——精油可能是其中的有效成分，由于加热而受到破坏。究竟吃多少大蒜和洋葱，才能起到预防冠心病的作用呢？有人研究发现，每天食用按每千克体重吃1克的生大蒜，或每千克体重吃2克的生洋葱即可起到上述预防作用，如果你的体重是70千克，你就要每天至少吃70克生大蒜或吃140克生洋葱。

(应用说明)

治疗冠心病的大蒜方如下，供酌情选用。

1.蒜汁小米粥

生大蒜汁30毫升，生萝卜汁60毫升，陈小米100克，红糖适量。陈小米洗净煮粥，将熟时，加入其余3味和匀煮沸煮成粥即可。每日1剂，分2次食用，发病期间可常食。具有理气除浊、去脂降糖、降压、抗动脉硬化等功效，适用于肝郁气滞型冠心病等。

2.糖醋蒜头

大蒜头、红糖各500克，米醋500毫升。大蒜头去皮洗净，沥干，放入大广口瓶内，加入红糖拌匀，再加入米醋浸没，加盖封存，每日振摇1～2次，浸泡10天后即可。每日1～2次，每次嚼服大蒜头1枚，6～7瓣。具有化积降浊、理气强身、去脂降压等功效，适用于气滞血瘀型冠心病等。

海带，保护你的动脉血管

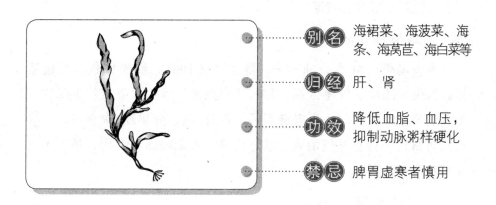

别名　海裙菜、海菠菜、海条、海莴苣、海白菜等

归经　肝、肾

功效　降低血脂、血压，抑制动脉粥样硬化

禁忌　脾胃虚寒者慎用

海带的性味、功用及主治，见前面介绍。营养成分：海带含胡萝卜素、烟酸、镁、铁、硒等，对血管有保护作用；海带富含牛黄酸，有降低血脂及血压的作用，能增强微血管的韧性，可抑制动脉硬化，而起到动脉血管的保护作用；海带不含脂肪，其所含的纤维素、藻胶酸、昆布素等，可抑制胆固醇的吸收并促进其排出。

有资料报道，海带素、褐藻淀粉、昆布素多糖等，当其磺化后，具有很好的降脂和抗凝血作用。综上所述，海带及其制品，在防治高脂血症、动脉粥样硬化、冠心病、高血压、糖尿病、肥胖等"富裕病"以及防治癌症、艾滋病等方面，均具有重要意义。

应用说明

治疗冠心病的海带方如下，供酌情选用。

1.首乌山楂海带汤

海带500克，首乌粉250克，山楂末300克，芡粉750克，红糖适量。海带入米泔水浸泡6～8小时，捞出洗净，切成丝，烘干，研为细末，与首乌、山楂、芡粉一起和匀，储存备用。每日2次，每次取30克入碗，用冷开水调匀，置沸水锅内，隔水蒸煮，不断搅拌成熟糊状，加入红糖调味食用。具有滋养心肾、化痰去脂、活血降压等功效，适用于心肾阴虚型冠心病等。

2.海带陈皮红枣汤气

水发海带片60克，蒲黄末，陈皮丝各10克，红枣15枚，红糖适量。海带、陈皮、红枣入锅，加水适量煮沸，改小火煮至红枣酥软，加入蒲黄、红糖和匀，再煮沸即可。每日1剂，分早晚2次食用，发病期间可常食。具有理气消痰、活血化瘀、去脂降压等功用，适用于气滞血瘀型冠心病等。

3.海带胡萝卜小米粥

水发海带丝60克，桂枝6克，胡萝卜丝100克，小米100克，葱花、姜末、盐、味精各适量。桂枝水煎取汁，入小米煮粥，煮至半熟时，加入其余各味和匀，煮至粥成入味即可。每日1剂，分2次食用，发病期间可常食。具有通阳化浊、豁痰降压、去脂等功效，适用于痰浊闭阻型冠心病等。

 ## 香菇，冠心病患者的保心"防护伞"

香菇富含维生素A、烟酸、胆碱、氨基酸等，对血管有一定的保护作用；香菇含丰富的纤维素，能促进肠胃蠕动，不仅可减少肠道对胆固醇的吸收，而且还起到防治便秘的作用；香菇所含的降低血脂物质丰富，对胆固醇有溶解作用，可有效地促进体内过多的胆固醇溶解并排出体外；香菇为高钾食物，其K因子大于41，远高于有效降低界定值10，故为优质降压食品。

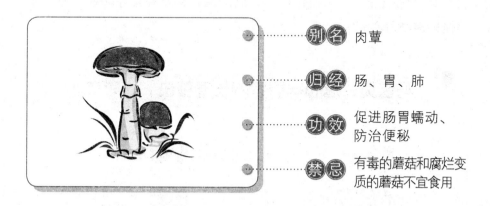

别名 肉蕈

归经 肠、胃、肺

功效 促进肠胃蠕动、防治便秘

禁忌 有毒的蘑菇和腐烂变质的蘑菇不宜食用

应用说明

香菇对防治冠心病十分有利，其饮食调养保健品方如下，供酌情选用。

1.香菇银杏枸杞汤

水发香菇丝30克，银杏叶10克，枸杞子、桂圆肉各15克，红糖适量。银杏叶水煎取汁，入其余各味煮沸，改小火煮至酥软即可。每日1剂，分2次食用，可常食。具有滋养心肾、活血通络、去脂降压等功效，适用于心肾阴虚型冠心病等。

2.香菇陈皮红枣豆浆

水发香菇丝60克，陈皮、香附各10克，红枣10枚，豆浆200毫升，红糖适量。陈皮、香附水煎取汁，入其余各味煮沸，改小火煮至红枣酥软即可。每日1剂，分2次食用，可常食。具有疏肝理气、去脂降压、调和心肝等功效，适用于肝郁气滞型冠心病等。

3.腐竹黄瓜烩香菇

水发香菇片100克,水发腐竹段、黄瓜片各60克,蒲黄末10克,葱、姜、盐、味精、五香粉各适量,鸡汤300毫升。各味入锅,加水适量煮沸,改小火煮至腐竹酥软即可。每日1剂,分2次佐餐食用,可常食。具有化痰降浊、活血化瘀、去脂降压、补益脾胃等功效,适用于痰淤内滞型冠心病等。

马齿苋,冠心病患者的长寿秘诀

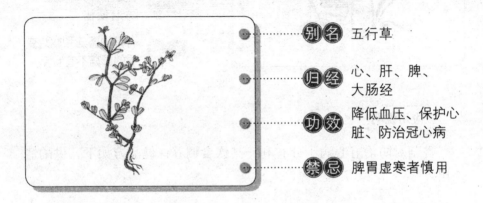

别名　五行草

归经　心、肝、脾、大肠经

功效　降低血压、保护心脏、防治冠心病

禁忌　脾胃虚寒者慎用

马齿苋,又名五行草,民间又称它为"长寿菜"、"长命菜"。其性寒,味甘、酸;入心、肝、脾、大肠经。《本草经集注》曰:"马齿苋以其叶青,梗赤,花黄,根白,子黑也。"

本品含有大量蛋白质、脂肪、糖、粗纤维及钙、磷、铁等多种营养成分,并且富含去甲肾上腺素和钾盐。去甲肾上腺素能促进胰岛素分泌,调节人体内糖的代谢,具有降低血糖浓度、保持血糖稳定的作用;钾盐可降低血压,减慢心率,具有保护心脏的作用。马齿苋还含有大量维生素E、维生素C、胡萝卜素及谷胱甘肽等抗衰老有效成分,长期食用能预防血小板凝聚、冠状动脉痉挛和血栓形成等,从而有效地防治冠心病。

此外,马齿苋对痢疾杆菌、大肠埃希菌、金黄色葡萄球菌等多种细菌都有强效抑制作用，有"天然抗生素"的美称。

应用说明

马齿苋作为一种野菜，中国老百姓食用已久，确实别具风味。夏秋季节，采拔茎叶茂盛、幼嫩多汁者，除去根部，洗后烫软，将汁轻轻挤出，拌入食盐、米醋、酱油、生姜、大蒜、麻油等作料和调味品，做凉菜吃，味道鲜美，滑润可口。也可烙饼，做馅蒸食。我国许多地方的群众至今还有将马齿苋洗净、烫过、切碎、晒干、贮为冬菜食用的习惯。

1.马齿苋瓜蒌薏米粥

鲜马齿苋段250克，桂心6克，瓜蒌仁15克，薏苡仁、大米各60克，红糖适量。桂心、瓜蒌仁水煎取汁，入薏苡仁、大米煮粥，将成时，加入马齿苋、红糖和匀，再煮沸煮成粥即可。每日1剂，分2次食用，发病期间可常食。具有通阳化浊、豁痰降逆、活络通脉等功用，适用于痰浊闭阻型冠心病等。

2.蒜泥马齿苋

鲜马齿苋300克，蒜泥30克，红糖、盐、味精、食醋、麻油各适量。将马齿苋拣杂洗净，入沸水焯透，捞出沥水，切成小段，放入盘中，加入其余各味拌匀即成。每日1剂，佐餐食用，发病期间可常食。具有理气消食、活血化瘀、降脂降压等功效，适用于气滞血瘀型冠心病等。

芹菜，降压降脂还可预防冠心病

芹菜分水芹和旱芹两种，旱芹食用较多，其香气较浓，又名香芹，因入药较佳，故也称药芹。中医认为，芹菜味甘、苦，性凉，具有平肝清热、祛风利湿、醒脑提神和润肺止咳等功效。

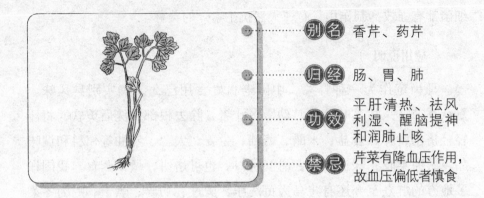

別名 香芹、药芹

归经 肠、胃、肺

功效 平肝清热、祛风利湿、醒脑提神和润肺止咳

禁忌 芹菜有降血压作用，故血压偏低者慎食

芹菜含有蛋白质、糖类、维生素A、维生素C、维生素PP（烟酸）、钙、铁、磷、芹菜苷、挥发油、胡萝卜素、甘露醇、有机酸等营养成分，其蛋白质和钙、磷、铁、维生素的含量高于一般蔬菜，芹菜中含有丰富的维生素P，能降低毛细血管的通透性，软化血管，具有降压、降脂的作用，此外，芹菜中所含的膳食纤维对预防冠心病具有良好的防治作用。

芹菜中含有的酸性成分，能够扩张血管，具有平肝降压、缓解心律不齐的作用。芹菜对于血管硬化、神经衰弱患者亦有辅助治疗作用。芹菜汁还有降血糖作用。经常吃些芹菜，可以中和尿酸及体内的酸性物质，对预防痛风有较好效果。芹菜在西方被称为"夫妻菜"，古希腊僧侣禁食。研究发现，芹菜对男女性兴奋有十分明显的促进作用，因而被列为性功能食品。此外，芹菜具有特殊性的芳香气味，能够增强人的食欲。芹菜含铁量较高，是缺铁性贫血患者的佳蔬。

（应用说明）

通常人们只是食用它的茎，把叶片和根都弃掉了，其实作为防治冠心病的膳食，最好将根、茎、叶一起洗净全用，或者将叶、茎当蔬菜食用，根部洗净后与荸荠一同放入沙锅中水煎饮汤。

虽然芹菜适合所有人食用，但芹菜具有一定的杀精作用，因此，准备孕育的人应该适量少吃。另外芹菜有降血压作用，故血压偏低者慎食。

1. 凉拌芹菜

芹菜梗200克，水发海带1 000克，水发黑木耳50克，老抽酱油、麻油、精盐、白糖、味精各适量。海带、黑木耳洗净切丝，用沸水焯熟。嫩芹菜梗洗净，切成3～4厘米长，入沸水中煮3分钟后捞起，沥干。将海带丝、黑木耳丝及调味品与芹菜梗拌匀即成。此菜可降血压，缓和冠状动脉粥样硬化。适用于高血压、冠心病患者。

2. 芹菜粥

芹菜40克，粳米50克，葱白5克。芹菜洗净去根，锅中倒入花生油烧热，爆葱，添米、水、盐，煮成粥，再加入芹菜稍煮，调味精即可。此粥具有清热利水的功效，可作为冠心病、高血压、水肿患者的辅助食疗品。

 # 黑木耳，有效防治冠心病的佳品

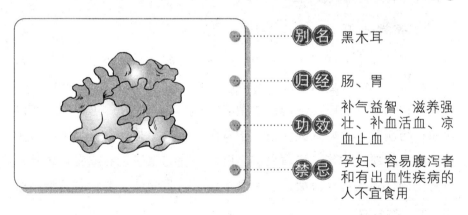

别名 黑木耳

归经 肠、胃

功效 补气益智、滋养强壮、补血活血、凉血止血

禁忌 孕妇、容易腹泻者和有出血性疾病的人不宜食用

黑木耳味甘，性平，具有补气益智、滋养强壮、补血活血、凉血止血、滋阴润燥和养胃润肠等功效，适用于高血压、崩中漏下、贫血、失眠、慢性胃炎等多种疾病，也是健康人常食的滋补品。黑木耳是一道家庭佳蔬，可汤可菜，味纯鲜美，营养十分丰富，深受人们的喜爱。黑木耳含丰富的蛋白质、无机盐和维生素，其中蛋白质不仅含

量高，而且容易被人体吸收，又含有八种人体必需的氨基酸，这是其他蔬菜、水果都无法相比的。

现代医学研究表明，黑木耳属高钾低钠食品，冠心病患者常常食用，对缓解病情有益。黑木耳中的一类核酸物质可显著降低血中胆固醇的含量，黑木耳能抑制血脂的上升，阻止心肌、肝、主动脉组织中的脂质沉积，可明显减轻或延缓动脉粥样硬化的形成；同时黑木耳对血小板的凝集有抑制作用，其所含的腺嘌呤核贰可减少老年人高血压诱发脑血栓的可能性。

应用说明

黑木耳是高血压、冠心病、高脂血症的保健食品。

但是，孕妇、容易腹泻者和有出血性疾病的人不宜食用，因黑木耳有活血作用。鲜木耳含有一种叫卟啉的光感物质，人食用后经太阳照射可引起皮肤瘙痒、水肿，严重的可致皮肤坏死，因此不可食用。建议冠心病患者每天食用10～15克。

1. 凉拌木耳

黑木耳（干）10克，红萝卜、柠檬、蒜泥、葱丝各少许，盐、白糖、鸡精、陈醋各适量。黑木耳放温水里充分泡发，去蒂、洗净、撕成小片；胡萝卜切成丝。用开水把黑木耳焯熟，焯好后迅速放凉水内过凉，与胡萝卜丝放入大盆里，加蒜泥、葱丝、盐、白糖、鸡精、少量陈醋一起搅拌均匀，最后可加上麻油，拌匀撒些芝麻或者花生碎，口感更佳。此菜可补血活血、凉血止血、滋阴润燥，常食对防治高血压、冠心病有效。

2. 木耳羹

黑木耳（干）15克，白糖适量。黑木耳用清水泡发，洗净，放入沙锅中，加适量清水，小火煮烂后，加白糖调味。此汤可补血养心、养胃润肠，能抑制血脂上升，减轻或延缓动脉粥样硬化的形成，预防冠心病发作。

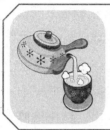

第四节

水果大餐，"保心"食物任你选

　　酸甜可口的水果，很多人都爱吃，但一些冠心病患者却望而生畏，生怕吃错了，会导致冠心病发作。其实，一些水果也具有保心的功效。例如，苹果，可大大降低心肌梗死的危险性；山楂，既可消食又可降压，是冠心病患者最好的零食之一；香蕉，富含钾镁，可保护血管；草莓，可补充维生素，可起到预防冠心病的作用，等等，这些水果冠心病患者都可在日常生活品尝，但是切勿贪多，合理才更有助于疾病的康复。

 ## 苹果，心肌梗死的"大力丸"

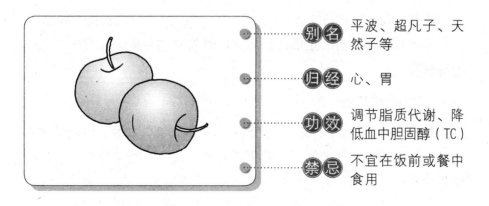

别名	平波、超凡子、天然子等
归经	心、胃
功效	调节脂质代谢、降低血中胆固醇（TC）
禁忌	不宜在饭前或餐中食用

苹果，古称柰，又叫滔婆，其味甘酸而性平，无毒，具有生津止渴、益脾止泻、和胃降逆的功效。苹果素有"果中之王"的美称，可以大大降低冠心病患者死亡的危险性，是冠心病防治的理想食品。

荷兰国立公共卫生和环境保护研究所的米切尔·赫托格博士所进行的一项流行病学研究表明，老年冠心病患者每天吃一个或一个以上的苹果（至少110克），可以把他们因冠心病死亡的危险性降低一半。究其原因，是由于苹果里含有的丰富类黄酮在发挥作用。赫托格博士对805名65～84岁老年男性进行了研究，并测定他们膳食中类黄酮的含量。结果发现，每天类黄酮摄入量最高组（摄入类黄酮>30毫克）和最低组（摄入类黄酮<19毫克）相比，前者死于冠心病的危险性降低了一半，首次心肌梗死发生率明显降低。

研究表明：经常吃苹果或喝苹果汁的人，患心脏病的概率得以明显下降。这是因为苹果中含有大量的抗氧化剂，这种物质能够防治心脏的动脉硬化以及减少（坏）胆固醇LDL在血液中的含量，从而降低了心脏发病的危险性。此外，类黄酮还能抑制血小板聚集，降低血液黏稠度，减少血栓形成的倾向，可以防止心脑血管疾病的发生并降低死亡率。

苹果的果胶可以降低血胆固醇水平，有利于预防动脉粥样硬化。但是由于苹果富含糖类，所以糖尿病患者不宜过多食用。

(应用说明)

从预防和保健的角度而言，每天吃一个苹果（至少110克）最好。

苹果对冠心病有一定的防治效果，其饮食调养保健品方如下，供酌情选用。

1.首乌苹果汁

苹果300克（切成丁块），姜黄、首乌各15克，红糖、湿淀粉各适量。姜黄、首乌水煎取汁，入苹果丁煮沸，改小火煮至酥烂，加入红糖和匀煮沸，乘沸加入湿淀粉勾芡即成。每日1剂，分2次服用，可常食。具有滋养心肾、活血通络、祛脂降压等功效，适用于心肾阴虚型冠心病等。

2.陈皮苹果汁

苹果2个，蒲黄、陈皮各10克，大米100克，红糖适量。苹果洗净，去核，切成小块，待用；蒲黄、陈皮水煎取汁，入大米煮粥，煮至米化开时，加入苹果小块煮沸，改小火煮至成粥，加入红糖调味即可。每日1剂，分2次服用，可常食。具有理气活血、补虚去脂等功效，适用于气滞血瘀型冠心病等。

3.丹参苹果汁

苹果2个，羊奶、豆浆各100毫升，丹参20克，红糖适量。苹果洗净，去核切成小块，放入家用果汁机中绞成浆汁，待用；丹参水煎取汁，入其余各味和匀煮沸煮熟即可。每日1剂，分2次服用，可常食。具有益气活血、化瘀通脉、去脂降压等功效，适用于调养气虚血瘀型冠心病等。

 山楂，消食降压治疗冠心病的"零食"

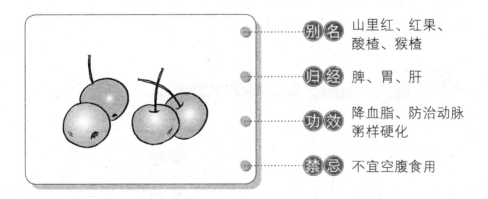

别名 山里红、红果、酸楂、猴楂

归经 脾、胃、肝

功效 降血脂、防治动脉粥样硬化

禁忌 不宜空腹食用

山楂的性味、功用及主治，见前面介绍。营养成分：山楂富含胡萝卜素、维生素C、维生素E等，对心血管细胞可发挥显著的保护作用；山楂含多种黄酮类及有机酸成分，其中亚油酸含量丰富，其不饱和脂肪酸含量高达75.6%～86.7%，具有调节脂质代谢的作用，起降低胆固醇的作用；山楂含铁、铜、硒、锌、钾等无机元素，其中钾含量较高，其K因子为55.4，为优质高钾降压食品。国内外临床观察均证实，山楂及其制剂，对高脂血症、动脉粥样硬化、冠心病、高血压病等均有明显的防治效果。

（应用说明）

治疗冠心病的山楂方如下，供酌情选用。

1.山楂薏米羹

鲜山楂50克，陈皮丝15克，薏苡仁60克，红糖适量。前3味加水煮沸，改小火煮至薏苡仁酥软，加入红糖调味即可。每日1剂，分2次服用，可常食。具有燥湿化痰、理气散瘀、祛脂降压等功效，适用于气滞血瘀型冠心病等。

2.山楂银杏茶

山楂片20克，绞股蓝、银杏叶各10克，蜂蜜适量。前3味入杯，冲入沸水，加盖焖15分钟，入蜂蜜调味即可。每日1剂，代茶饮用，冲淡为止，可常饮。具有清热化痰、益气降浊、去脂降压等功效，适用于痰浊闭阻型冠心病等。

香蕉，既能补钾又可保护血管

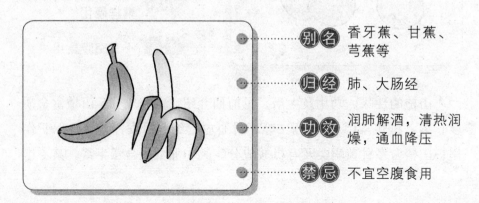

别名 香牙蕉、甘蕉、芎蕉等

归经 肺、大肠经

功效 润肺解酒，清热润燥，通血降压

禁忌 不宜空腹食用

香蕉味甘，性寒。入肺、大肠经，是一种营养十分丰富的水果。它含碳水化合物、蛋白质、粗纤维，以及钙、磷、镁、锰、锌、铜、铁等矿物质元素，而脂肪含量很低，是一种营养价值很高的食物。据有关报道，常食香蕉可以降低血压，还可以治疗动脉粥样硬化及冠心病，特别对小儿高血压有较好的疗效。香蕉是十分典型的高钾食物，且不含胆固醇类成分。每100克香蕉食用部分含钾量高达256毫克，含钠量则很低，仅0.8毫克，其K因子（钾/钠比值）为320，大大高于有效降压界定值（K因子≥10）。因此，医学专家、学者们都一致认同，香蕉是防治冠心病的优质水果。此外，香蕉中所含的钾离子有抵制钠盐过多所致的升压和损伤血管的作用；同时，可改善并调整钾钠比例，即适当服食高钾食物，可有效降低机体对钠盐的吸收，并且对心肌细胞也有较好的保护作用。医学专家们指出，人体缺钾时，常会感到头晕无力、心律不齐等症状，而香蕉中恰好富含这种重要的营养素。对于冠心病患者来说，常吃香蕉是有较好的调养作用的。

应用说明

香蕉茶的做法，香蕉50克，茶叶、糖各适量，香蕉去皮研碎，放入等量的茶水中，再加入适量糖。日服3次，每饮一杯。能润肺解酒，清热润燥，通血降压。治疗冠心病、高血压动脉硬化症。

香蕉是一种营养丰富的水果，冠心病患者如果能够加以利用，对病情的恢复是有帮助的。但是如果食用方法不正确，空腹吃香蕉，反而会危及健康。

橘子，冠心病患者的保健果品

橘子，为芸香科植物福橘或朱橘等多种橘类的成熟果实，种类很多，有八布橘、金钱橘、甜橘、酸橘、宫川橘、新津橘、尾张橘、黄岩橘、温州橘、四川橘等品种。果实较小，常为扁圆形，皮色橙红、朱红或橙黄。果皮薄而宽松，海绵层薄，质韧，容易剥离，果肉7~11瓣。味甜或酸，种子呈尖细状，不耐储藏。

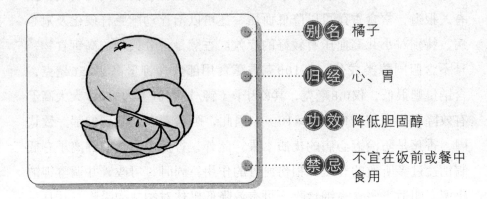

别名 橘子

归经 心、胃

功效 降低胆固醇

禁忌 不宜在饭前或餐中食用

日本农业技术研究所以6 045人为对象进行调查，发现吃了橘子的人，患冠心病、高血压、糖尿病、痛风的比率比较低。另外，日本科学家认为，如果把橘子内侧的薄皮一起吃下去，除了维生素C以外，还可以摄取膳食纤维——果胶，它可以促进通便，并且可以降低胆固醇。此外，他们还发现橘子等柑橘类的皮中所含的橙皮油素具有抑制肝脏、食道、大肠及皮肤发生癌症的效果。

（应用说明）

橘皮苷，可以加强毛细血管的硬度，降血压、扩张心脏的冠状动脉。因此，可以说橘子是预防冠心病与动脉硬化的食品。而且实验证明，将橘子洗净后放在40℃~50℃的开水中浸泡擦干后，将橘子用中火烧烤至微焦，一天3次食用最佳。

 草莓，心血管疾病的预防果品

草莓果实鲜红艳丽，柔嫩多汁，酸甜宜人，果香浓郁，有"水果皇后"的美称。它营养丰富，每100克含有水分91.3克，蛋白质1

克，脂肪0.2克，膳食纤维1.1克，糖类5克，钙18毫克，磷27毫克，铁1.8毫克，锌0.14毫克。此外，它还含有胡萝卜素30微克，维生素C47毫克。

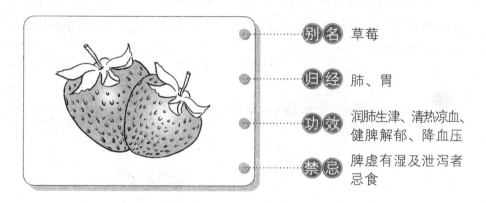

别名 草莓

归经 肺、胃

功效 润肺生津、清热凉血、健脾解郁、降血压

禁忌 脾虚有湿及泄泻者忌食

草莓性凉味甘酸，无毒，具有润肺生津、清热凉血、健脾解郁、降血压的功效。草莓所含的营养物质易被人体吸收，是老、幼、病、弱皆宜的滋补果品。草莓中丰富的维生素C，除了可以预防坏血病外，对动脉硬化、冠心病、心绞痛、脑出血、高血压等都有积极的预防作用。

应用说明

患了冠心病的老年人，不妨每日吃一些草莓，这样不但能预防心血管病，而且还能补充每日所需维生素C，这对提高身体抵抗力也是大有益处的。

下面就教你几种吃草莓的方法：

1.草莓牛奶汁

草莓5～6枚，牛奶1袋（约250毫升）。将草莓洗净，去蒂，放入家用搅拌机中打成果泥；牛奶加入倒入搅拌机中，再次搅拌1分钟，即可倒出饮用。每日1次，可有效预防冠心病的发生。

2.草莓黄瓜果盘

黄瓜2根，草莓7～8颗，白糖、盐、白醋、鸡精各少许。黄瓜用水洗干净，切去两头，再切成菱形块，放入小碗里加盐腌制15分钟左右，然后用水冲洗干净，沥干水分；草莓用水洗干净，沥干，去蒂，一同装入盘中，放几匙白糖用凉开水溶化，倒点白醋，稍微加点鸡精拌匀，即可食用。

大枣，能有效软化血管

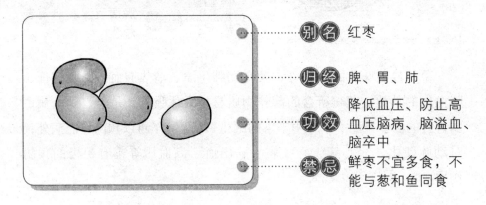

别名 红枣

归经 脾、胃、肺

功效 降低血压、防止高血压脑病、脑溢血、脑卒中

禁忌 鲜枣不宜多食，不能与葱和鱼同食

大枣，又名红枣。自古以来就被列为"五果"（桃、李、梅、杏、枣）之一，约有2500年的历史。中医认为，大枣有益气补血、健脾胃、润心肺、缓阴血、生津液、悦颜色、通九窍、助十二经及和百药的功效。

现代医学研究表明，红枣具有防治高血压病的作用。以红枣干品每100克食部为例，含钾量高达524毫克，含钠量仅为6.2毫克，K因子为84.52，远高于有效防治高血压的界定值范围（K因子≥10）。经常服食红枣煎剂有助于降低血压。在每年鲜枣上市的季节，食用鲜枣会有更好的效果。每100克鲜枣食部含钾375毫克，含钠量却仅有1.2毫克，其K因子为312.5，远远高于有效防治高血压的界定值范围。中老年人每日泡杯红枣茶喝，可防病强身、益寿延年。千百年来，民间广为流传的"一日吃三枣，终生不显老"的谚语，不仅十分有道理，而且贴切地表达了红枣的保健价值。鲜枣所含营养成分很丰富，尤其是含有胡萝卜素和维生素B_1、维生素B_2、维生素C、维生素E及尼克酸（烟酸）等多种维生素成分，素有"天然维生素王"的美称。特别是红枣中含有大量的维生素C和维生素P，每100克红枣食部含维生素C高达243毫克，这在果品类食物中是极少见的；而且，含维生素P（即芦丁）极高，每100克红枣食部含芦丁量高达3 300多毫克，为众果品之冠，所以，红枣又有"芦丁干果"的美称。

红枣中富含维生素C和维生素P有改善人体毛细血管的功能，对防治心血管疾病有重要作用。红枣中维生素C和维生素P具有结合态势，可协同发挥作用。红枣中含有芦丁等成分，不仅可有效地降低血清胆固醇含量，并且可降低血压。因此，对中老年高血压病患者来说，服芦丁片不如吃红枣得益多，经常食红枣不仅有助于降低血压，而且还可以防止高血压脑病、脑出血、脑卒中的发生。

（ 应用说明 ）

1.银杏叶红枣绿豆汤

鲜银杏叶30克（干品10克），红枣20克，绿豆60克，白糖适量。将银杏叶洗净切碎后入沙锅，加水100克，用小火煮沸，20分钟后去渣取汁，再将浸泡片刻的红枣和绿豆一起倒入沙锅内，加白糖，煮至绿豆酥烂为止。有养心气、补心血、降压降脂、消暑解毒的功效，适用于高血压和冠心病患者服用。

2.首乌红枣粥

何首乌粉25克，红枣50克，冰糖15克，粳米50克。先将粳米、红枣一同入锅，熬煮成粥。待粥半熟时加入何首乌粉，边煮边搅匀，至粥黏稠即成，再加入冰糖调味。此粥有补肝肾、益精血、通便、解毒等功效，适用于肝肾两虚、精血不足所致的头昏眼花、失眠健忘、梦遗滑精等症，对老年性高血压、冠心病、血管硬化患者有调治作用，久服可延年益寿。

专家提醒

鲜枣不宜多食，否则易生痰，助热，损齿。干枣要用开水煮沸消毒才可食用，特别是有腐烂的干枣更不能生吃或作馅，否则枣中的有毒物质如甲醛、甲酸等，会引起轻微中毒反应，严重者也会造成生命危险。中医还认为，大枣不能与葱和鱼同食，否则令人五脏不和或令人腰腹疼痛。

金橘，有效防止血管破裂

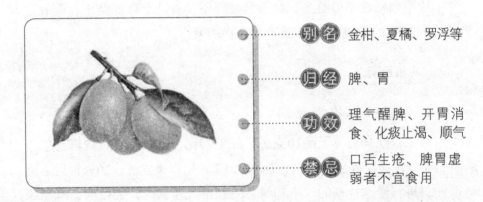

别名 金柑、夏橘、罗浮等

归经 脾、胃

功效 理气醒脾、开胃消食、化痰止渴、顺气

禁忌 口舌生疮、脾胃虚弱者不宜食用

　　金橘又称金柑、夏橘、罗浮、卢橘和寿星柑，属于柑橘类水果。金橘皮色金黄，果肉柔软多汁，酸甜爽口，芳香浓郁。金橘小巧玲珑，皮肉难分，以吃皮为主，通常可连皮带肉一起吃下。通常，每100克金橘含热量为154.9～301.4千焦，蛋白质1克，脂肪0.1～0.4克，膳食纤维1.1～1.9克，碳水化合物7.3～16.8克，维生素A原（胡萝卜素）0.1～0.64毫克，维生素B_1 0.4毫克，维生素B_2 0.4毫克，维生素C 16～56毫克，维生素E 0.63～5.21毫克，钙60毫克，磷15毫克，铁1.05毫克，钾138毫克，另含其他矿物质等。

　　中医认为，金橘味甘酸性温，气味芳香怡人，有理气醒脾、开胃消食、化痰止渴、顺气的功能。为脘腹胀满、咳嗽痰多、烦渴、咽喉肿痛者的食疗佳品。金橘中的主要成分是金橘贰和维生素C，具有强化毛细血管的作用。经常食用金橘，可以防止血管破裂，减少毛细血管脆性和通透性，对减缓血管硬化有良好的作用，并对血压能产生双向调节。所以高血压、血管硬化及冠心病患者食之非常有益。此外，它还能够增强人体的抵抗力，防治感冒。

应用说明

1.蜂蜜金橘茶

金橘2～3个，冰糖、蜂蜜各适量。金橘对半切开，挖去籽，切薄片，锅中加和金橘片平齐的水开后加冰糖，转小火熬煮，煮到金橘变软黏稠后关火，降温后加入蜂蜜，搅拌均匀密闭罐中存放2～4天后就可以饮用了。此茶可清热、补中、解毒、润燥、止痛。治疗感冒支气管炎等症，还可治胸闷痰积，食滞胃呆，并能增强毛细血管弹性，防治冠心病、脑血管疾病。

2.金橘青茶

金橘3～4颗，绿茶茶包1个，浓缩橘汁或者百香果汁1小勺。首先把水烧开，把绿茶用热水冲泡好，泡3分钟左右取出茶包，把金橘切一半或者成片状，放入茶水，然后倒入橘汁，略焖片刻即可。此茶具有理气解郁，化痰止渴，消食醒酒的功效，能增强机体抗寒能力，预防感冒，还能防止血管破裂，减少毛细血管脆性和通透性，对减缓血管硬化有良好的作用，防治冠心病、高血压等症。

专 家 提 醒

金橘一般人皆可以食用。对于易患心血管病、冠心病的老年人，特别适宜。但值得注意的是，金橘性温，口舌生疮者不宜食用；脾胃虚弱之人不宜食之过多，糖尿病患者忌食。

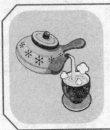

第五节

肉奶酒饮，营养均衡有助保心

　　除了水果、蔬菜、五谷杂粮外，冠心病患者还应补充一些其他食物，如牛奶、鱼肉、蜂蜜、鹌鹑，这些食物富含优质蛋白、多种维生素、无机盐，可抑制胆固醇，防治便秘，对防控冠心病都具有较好作用。

 ## 鱼肉，冠心病患者的食疗佳品

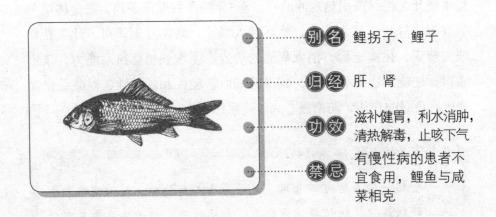

别名　鲤拐子、鲤子

归经　肝、肾

功效　滋补健胃，利水消肿，清热解毒，止咳下气

禁忌　有慢性病的患者不宜食用，鲤鱼与咸菜相克

养鱼人日常爱说"鱼是人脑的粮食，吃鱼能健脑"，事实上，经常食鱼不仅聪耳明目，还能防治心脑血管疾病、延年益寿等。不论海鱼，还是淡水鱼，历代医家论述的，多与当今防治高脂血症、动脉粥样硬化、冠心病等直接与间接相关。

现代医学营养学研究表明：鱼类含有丰富的优质蛋白，多种维生素、无机盐以及人体必需的微量元素等，其中一些成分是陆地上任何动植物性食物或食品所无法比拟的，除了胆固醇含量一般都不太高这一特点外，其所含脂肪中的脂肪酸组成也很奇特，表现为碳链比植物油要长，双链（即不饱和脂肪酸结构）数目比植物油要多，故鱼油的降胆固醇作用比植物油还要强。还有一个明显的特点是，由于结构上的特点使鱼油脂肪酸具有明显的抗凝血和预防血栓形成的作用。近年研究指出，这种脂肪酸，即二十碳五烯酸（代号为EPA），在某些海鱼中含量很高，如鲐鱼、沙丁鱼、秋刀鱼等。现代流行病学研究证实，经常食用鱼类及鱼油，尤其是海鱼，因其中含EPA较高，对防治高脂血症及冠心病大有好处。

不仅海鱼是如此，淡水鱼也一样，也可作为人们EPA、DHA的主要食物来源。现代临床观察结果表明：鱼类、鱼油及其制品，均具有显著地降血脂作用，即降胆固醇、三酰甘油及低密度脂蛋白的作用，故它们对高脂血症、动脉粥样硬化、冠心病、高血压病等心血管疾病及自身免疫系统疾病等，均有明显的防治作用。治疗冠心病的鱼疗方如下，供酌情选。

(应用说明)

1.鲜蘑炖鳝鱼

鳝鱼段200克，红花、桃仁各10克，鲜蘑菇片60克，菜花块100克，料酒、葱、姜、盐、味精、素油各适量。红花、桃仁水煎取汁，待用；素油入锅，烧至七成热，入葱、姜煸香，入鳝鱼段、料酒煸炒至半熟，加入菜花块和匀，翻炒一会儿，再加入蘑菇片和药汁和匀煮沸煮至熟，加入盐、味精调味煮沸，乘沸加入湿淀粉勾芡即成。每日1剂，佐餐食用，可常食。具有化痰祛瘀、去脂止痛等功用，适用于痰瘀内滞型冠心病等。

2.三七陈皮蒸鲫鱼

鲫鱼1条（约200克），三七粗末、陈皮丝各10克，红枣15枚，料酒、葱、姜、盐、味精、麻油各适量。鲫鱼入盆，其余各味拌匀后加到鱼身上，上笼隔水蒸熟即可。每日1剂，佐餐食用，可常食。具有理气活血、去脂止痛等功用，适用于气滞血瘀型冠心病等。

3.豆腐炖鱼

草鱼块200克，桂枝、茯苓各10克，豆腐块200克，青蒜段30克，料酒、葱、姜、盐、味精各适量，素油10毫升，鸡汤300毫升。桂枝、茯苓水煎取汁，待用；素油入锅烧至七成热，入葱、姜煸香，加入草鱼块、料酒煸炒至黄，加入药汁、鸡汤、豆腐块和匀煮沸，改小火煮至将熟，再加入青蒜及调料和匀煮沸至入味即可。每日1剂，分2次佐餐食用，可常食。具有通阳化浊、豁痰降逆、去脂降压等功用，适用于痰浊闭阻型冠心病等。

4.首乌枸杞蒸鱼

白鲤鱼1条（约400克），炙首乌、枸杞子各20克，料酒、葱花、姜末、盐、味精、五香粉、麻油各适量。鲤鱼入盆，其余各味和匀后倒入鱼身上，入笼隔水蒸半小时即可。每日1剂，分2次佐餐食用，可常食。具有滋补心肾、养血通络、去脂降压等功用，适用于心肾阴虚型冠心病等。

5.蒲黄炖带鱼

海带鱼段300克，蒲黄末10克，料酒、葱花、姜末、盐、味精、红糖、酱油、五香粉、素油各适量。素油入锅烧至七成热，入带鱼煸黄，加入料酒、葱、姜及适量水煮沸，改小火煮10分钟，再加入其余各味和匀，煮至入味即可。每日1剂，佐餐食用，可常食。具有补心通脉、活血止痛、去脂等功效，适用于心血瘀阻型冠心病等。

牛奶，抑制胆固醇的"克星"

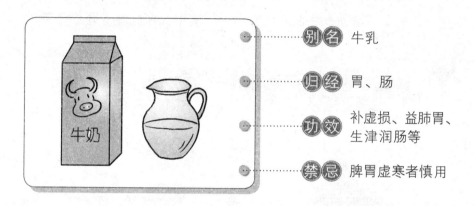

别名 牛乳

归经 胃、肠

功效 补虚损、益肺胃、生津润肠等

禁忌 脾胃虚寒者慎用

中医学认为，牛奶性平味甘，具有补虚损、益肺胃、生津润肠、去脂降压、补钙等功用，适用于体虚、便秘、缺钙、高脂血症、冠心病、高血压等。营养成分：牛奶含维生素A、维生素C等，有利于保护血管；牛奶富含钙，钙指数大于1.5，不仅有降压作用，也可减少人体对胆固醇的吸收；牛奶中含有一些如3羟基3甲基戊二酸类物质，可抑制体内胆固醇合成酶的活性，从而抑制体内胆固醇的合成而使胆固醇下降；科学家们还发现，酸牛奶中还含有一种特殊的"牛奶因子"，它与牛奶中的钙离子一起，可防止人体对胆固醇的吸收。综上所述，喝牛奶、酸奶及奶制品，对冠心病等防治有利，其饮食调养保健品方如下，供酌情选用。

（应用说明）

1.糖蒜泥酸奶

酸牛奶200毫升，糖醋蒜头1个，蜂蜜适量。腌制1周以上的糖醋蒜头去皮掰开，剁成泥状，混入酸牛奶及蜂蜜中即可。每日1剂，分2次食用，可常食。具有下气、消食、散瘀降脂等功用，适用于气滞血瘀型冠心病等。

2.人参末桃仁奶

鲜牛奶200毫升，生晒参末2克，桃仁10克（打碎），红糖适量。各味入锅烧沸，改小火煮至桃仁酥软即可。每日1剂，分2次食用，可常食。具有益气活血、去脂降压等功用，适用气虚血瘀型冠心病等。

 鹌鹑，心血管病患者的"动物人参"

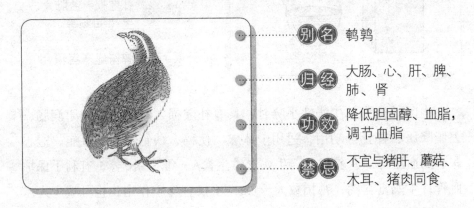

别名	鹌鹑
归经	大肠、心、肝、脾、肺、肾
功效	降低胆固醇、血脂，调节血脂
禁忌	不宜与猪肝、蘑菇、木耳、猪肉同食

鹌鹑味甘、性平，具有补益气血、利水消肿等功效，长期食用对高血压、营养不良、体虚乏力、贫血头晕、肾炎水肿、泻痢、肥胖症、动脉硬化等有一定的疗效。

鹌鹑营养丰富，含有丰富的蛋白质、氨基酸、孵磷脂、维生素A、维生素B$_1$、维生素B$_2$、维生素PP、铁、磷、钙等营养物质，且脂

专家提醒

鹌鹑不宜与猪肉、猪肝和菌类等食物一起吃，否则容易诱生面部黑斑。感冒期间忌食鹌鹑。鹌鹑肉质极细嫩，炖煮时间不宜过长，建议先用油炸一下再炖。

肪和胆固醇的含量要比猪、牛、羊、鸡等脂肪和胆固醇的含量低，素有"动物人参"之称，适合高血压及肥胖症患者食用。鹌鹑蛋中含有能够降低血压的芦丁等物质，是高血压及心血管病患者的理想滋补佳品。鹌鹑肉中所含的孵磷，可生成溶血磷脂，抑制血小板的凝聚，阻止血栓形成，可保护血管壁，防止动脉硬化。

应用说明

1.香卤鹌鹑蛋

鹌鹑蛋500克，王守义卤料1小包，老抽、盐、白糖各适量。将鹌鹑蛋放锅里煮约15分钟，将小包卤料放入锅内开水中煮10分钟左右，蛋熟后一个个敲碎，放入冷水中泡片刻，剥壳，再将去壳的鹌鹑蛋放入锅内，加老抽、盐、白糖，熬煮30分钟即可。鹌鹑蛋能够降低血压抑制血栓形成，保护血管壁，防止动脉硬化，预防冠心病发作。

2.田七炖鹌鹑

鹌鹑2只，黑木耳30克，田七15克，生姜、葱、盐、味精、红糖20克各适量。将鹌鹑洗净，黑木耳、田七浸透洗净，生姜切片，葱切段。锅内加水烧开，放入姜片、鹌鹑稍煮片刻，清血污，捞起待用。将鹌鹑、黑木耳、田七、姜片、葱段一起放入炖盅内，加入清水炖3小时，调入精盐、味精、红糖即成。此汤具有化瘀止血、活血止痛之功效，可防止血栓形成，预防冠心病发作。

 蜂蜜，让冠心病患者甜蜜生活

蜂蜜性平、味甘，具有润肺、补中、缓急、解毒和滑肠通便的功效。蜂蜜中含有果糖、葡萄糖、蔗糖、多种维生素、多种矿物质、多种微量元素等营养成分。现代医学研究表明，常食蜂蜜可促进人体组织的新陈代谢，增进食欲，改善血液循环，恢复体力，消除疲劳，增强记忆。蜂蜜还具有降血压、防止血管硬化、扩张冠状动脉、消除心绞痛的作用。

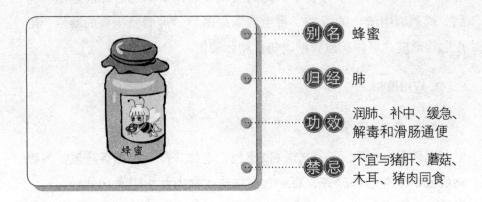

别名 蜂蜜

归经 肺

功效 润肺、补中、缓急、解毒和滑肠通便

禁忌 不宜与猪肝、蘑菇、木耳、猪肉同食

应用说明

一般患冠心病的患者，每天服用50~140克蜂蜜，1~2个月内病情可以改善。而高血压者，每天早晚各饮一杯蜂蜜水，也有益健康。动脉硬化症者常吃蜂蜜，有保护血管和降血压的作用。

1. 蜂蜜银杏粉

蜂蜜100克，银杏粉或银杏叶粉50克。将银杏粉放入杯中，加入蜂蜜，拌匀，每次用10克，日服3次，15天为1个疗程。可使心血管扩张，改善冠状动脉的血液循环，预防冠心病心绞痛发作。

2. 蜂蜜姜汁

蜂蜜30克，生姜汁1汤匙。将蜂蜜、生姜汁用温开水调匀，顿服。此方适用于冠心病心绞痛。

3. 蜂蜜首乌丹参汤

蜂蜜、何首乌、丹参各25克。先将首乌、丹参用水煎，去渣取汁，加入蜂蜜并搅拌均匀。分3次服用，每日1剂。具有活血化瘀，扩张血管，改善冠状动脉的血液循环，对治疗冠心病有益。

带鱼，有效保护心血管系统

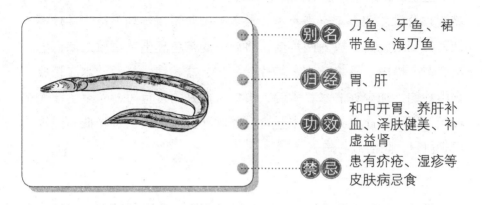

别名	刀鱼、牙鱼、裙带鱼、海刀鱼
归经	胃、肝
功效	和中开胃、养肝补血、泽肤健美、补虚益肾
禁忌	患有疥疮、湿疹等皮肤病忌食

带鱼又称刀鱼、牙鱼、裙带鱼、海刀鱼，因其身体扁长形似带子而得名。带鱼味甘、性温，具有和中开胃、养肝补血、泽肤健美和补虚益肾的功效。

带鱼营养丰富，含有丰富的蛋白质、脂肪、维生素A、维生素B$_1$、维生素B$_2$、钙、磷、铁、锌、镁等多种营养成分。带鱼的脂肪含量高于一般鱼类，但多为不饱和脂肪酸，这种脂肪酸的碳链较长，具有降低胆固醇的作用。带鱼含有丰富的镁元素，对心血管系统有很好的保护作用，有助于预防冠心病、心肌梗死等心血管疾病，对高血压、高血脂也具有一定防治作用。因此，冠心病并发高脂血症患者也适合食用带鱼。

此外，带鱼全身的鳞和银白色油脂层中还含有一种抗癌成分，对白血病、胃癌、淋巴肿瘤等有辅助的治疗作用。

应用说明

带鱼属动风发物，凡患有疥疮、湿疹等皮肤病或皮肤过敏者忌食；癌症患者及红斑性狼疮之人忌食；痈疖疔毒和淋巴结核、支气管哮喘者亦忌之。带鱼不宜与甘草、荆芥同食。

1. 红烧带鱼

带鱼500克，鸡蛋1个，葱末、姜片、蒜泥、盐、糖、料酒、水淀粉各适量。带鱼去内脏、洗净，切段6厘米左右，用少许盐、料酒、略腌制15分钟。取一个干净小碗，放入一个鸡蛋搅拌均匀待用。炒锅放油，待到七成热，放入两片姜，将腌好的带鱼裹上鸡蛋放入油锅内煎至金黄，捞出。再将葱末、姜片、蒜泥、盐、糖、料酒、水淀粉放入锅中炒匀，加少许清水，煮沸，再放入煎好的带鱼段，煮至汤汁变黏糊状，即成。此菜具有和中开胃、养肝补血的功效，可降低胆固醇，保护血管，防治冠心病。

2. 清蒸带鱼

带鱼500克，葱、姜、料酒、盐、味精、香油各适量。将带鱼去内脏、洗净，用刀两面斜切成网格状，切半寸段。带鱼块装盘，加入葱、姜、料酒、盐、味精，上蒸笼蒸8~10分钟，出笼，淋上香油即可。此菜可和中开胃、补虚强心、保护血管，有助于调治冠心病。

葡萄酒，防治冠心病的浪漫佳饮

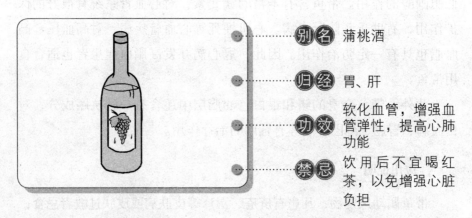

别名 蒲桃酒

归经 胃、肝

功效 软化血管，增强血管弹性，提高心肺功能

禁忌 饮用后不宜喝红茶，以免增强心脏负担

英格兰西部某家医院给冠心病患者常开出这样的处方："日饮红葡萄酒两杯。"葡萄酒是用葡萄果实或葡萄汁，经过发酵酿制而成的

酒精饮料，酒色分为深红、鲜红、宝石红等。由于葡萄在水果中所含的葡萄糖含量较高，贮存一段时间就会发出酒味，因此常常以葡萄酿酒。目前，世界上葡萄酒产量最大、较普及的为单糖酿造酒。

早在2001年就强调了在红葡萄酒对抑制冠心病形成的积极作用。法国科学家雷诺报告了他的一项研究，他对4 000名中年男性进行追踪调查15年，结果发现，每天饮2～3杯葡萄酒的男性患心血管疾病的几率比不饮酒的减少了35%。荷兰医生也有类似报道，他们观察发现，喝葡萄酒者患心脏病的几率与不喝葡萄酒者（也包括不喝其他酒）相比可减少50%左右。这是为什么呢？其实，葡萄酒之所以能预防冠心病，是因为葡萄酒中含有一种特殊的血管活性肽，可抑制内皮素的合成，这对防治冠状动脉粥样硬化是非常有效的。此外，葡萄酒中还含有一种良性胆固醇，它可以降低高达15%的凝血复合纤维蛋白原的形成，从而起到软化血管、增强血管弹性、提高心肺功能的作用。

应用说明

冠心病患者可每晚用餐时饮用1～2杯红酒，一方面可促进食物的消化，同时对于保养心肺是大大有益的。

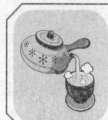

第六节

食疗秘方，为你"量身定做"

冠心病患者往往会有这样的感觉：每天服药，好像把药当饭吃了，见到药就烦，甚至想吐，但不吃还不行。这该如何是好呢？别急，中医食疗秘方可以为你"量身定做"能调治冠心病的美味佳肴。佐餐食用，这样既有助于治疗疾病，而且患者也不会对中药产生反感。

 ## 心血瘀阻型冠心病的食疗秘方

心血瘀阻型冠心病，证见心胸阵痛，犹如刺绞，固定不移，入夜为甚，并常伴有胸闷心悸、面色晦暗、舌质紫暗或有瘀斑，舌下络脉青紫，脉沉或结代。患者除用药治疗外，还可运用食疗疏通血脉，辅助治疗冠心病。下面就为你介绍几种心血瘀阻型冠心病患者的食疗秘方。

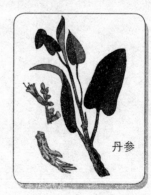

丹参

秘方1 丹参砂仁糖水

原料：丹参30克，砂仁6克，红糖适量。

用法：将丹参与砂仁一同放入沙锅中，加适量清水，水煎成汁，去渣，滤出汤汁，加入红糖调匀，即可饮用。每日1剂，早晚各1次。

功效：活血通络，补气养血，治疗心血瘀阻型冠心病，缓解心痛、胸闷等症状。

秘方2 毛冬青猪蹄汤

原料：毛冬青80克，猪前蹄1只，盐少许。

用法：将毛冬青洗净，切碎；猪蹄在火上稍烤一下，去毛，洗净，剁成小块；将毛冬青和猪蹄一同置于锅中，加水适量，大火煮沸后，转小火炖约1小时，猪蹄熟烂后，捞出药渣，加盐少许调味，即可食用。

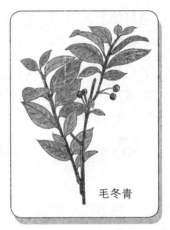

毛冬青

功效：益气活血，舒筋通络，治疗心血瘀阻型冠心病，缓解心悸胸闷、气血瘀阻症状。

秘方3 灵芝丹参三七酒

原料：灵芝25克，丹参、三七各5克，白酒500毫升。

用法：将灵芝、丹参、三七冲洗干净，沥干水分，一同装入酒坛内，加入白酒，加盖密封，每天搅动1次（搅动后，注意加盖好），浸泡约20天后即成。每天饮用2次，每次20~30毫升。

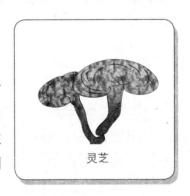

灵芝

功效：活血通络，治疗心血瘀阻型冠心病，缓解其不适症状。

秘方4 冬虫夏草活络酒

原料：冬虫夏草15克，当归18克，红花、人参、川芎、薤白各12

克，三七20克，白糖120克，白酒500毫升。

用法：将上述前7味药共研为粗末，一同装入酒坛中，加入白酒浸泡，每天摇晃几下，15天后滤出药酒，再加入白糖，调拌至糖溶化，即可饮用，每日服2～3次，每次5毫升。酒坛中的药渣可续加入白酒，继续浸泡7天，再次滤出，加白糖即可。

功效：舒筋活血，益气通络，治疗心血瘀阻型冠心病，缓解其不适症状。

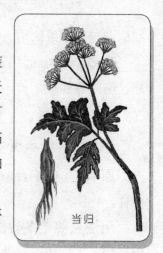

当归

 ## 寒凝心脉型冠心病的食疗秘方

寒凝心脉型冠心病，证见心胸痛如缩窄，遇寒而作，形寒肢冷，胸闷心悸，甚至喘息不得卧，舌质淡，苔白滑，脉沉细或弦紧。此类型冠心病患者除用药物治疗外，还可运用食疗秘方，加以温阳散寒、活血通络的治疗，更有利于冠心病的康复。下面就为大家介绍几种食疗秘方：

秘方1 薤白粥

原料：薤白15克，粳米80克。

用法：将薤白纱布包好，粳米淘洗干净，一同放入锅中，加适量清水，熬煮成粥，粥熟后，去除药袋，即可食用。每日1剂，分2次服。

功效：温阳散寒，活血通络。治疗寒凝心脉型冠心病，缓解胸闷心悸、肢体寒冷等不适症状。

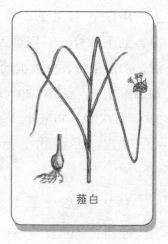

薤白

秘方2 姜瓜葱白汤

原料：生姜15克，黄瓜150克，葱白3根。

用法：先将生姜、葱白用水煎15分钟，然后将洗净的黄瓜切成小块，用葱姜汤冲泡10分钟即可食用。佐餐食用，每日1次。

功效：通阳行气，散寒活络，宽胸调脂。治疗寒凝心脉型冠心病，缓解胸闷心悸、肢体寒冷等不适症状。

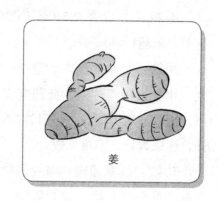

姜

秘方3 党参泥鳅汤

原料：活泥鳅100克，党参20克，清汤适量，食盐、姜末、葱花、鸡精、食用油各少许。

用法：将泥鳅去头尾洗净，加入少许盐、姜末腌渍15分钟；锅中放少许食用油，烧至七成热，下泥鳅炒至半熟，加入党参、清汤适量，煮沸后，转小火，炖至熟烂，加入姜末、食盐、葱花、鸡精调味即成。佐餐食用。

功效：益气扶阳，健脾利湿，散寒活络。治疗寒凝心脉型冠心病，缓解胸闷心悸、肢体寒冷等不适症状。

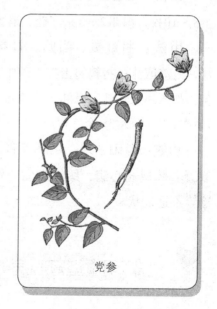

党参

秘方4 苏合香酒

原料： 苏合香丸50克（医院、药店有售），米酒1 000毫升。

用法： 将米酒倒入沙锅中，加入苏合香丸，用文火稍煮片刻，使药丸完全融化，晾凉，装入酒瓶中即成。每日饮2次，每次10毫升，连服数日，即可见效。

功效： 散寒通窍，温经通脉。用于治疗寒凝心脉型冠心病，缓解胸闷心悸、肢体寒冷等不适症状。

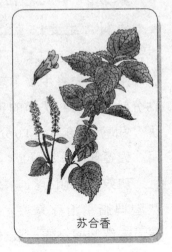

苏合香

秘方5 参归鹌鹑蛋汤

原料： 红参、当归、丹参各5克，鹌鹑蛋8～10枚，海米2～5克，盐、麻油各适量。

用法： 将红参、当归、丹参同煎成药汁，去渣取汁；将鹌鹑蛋打入碗中，入药汁拌匀，加入海米、盐、麻油，上笼蒸熟即成。每日1次，7～10天为1个疗程。

功效： 温阳祛寒，化瘀止痛，用于治疗寒凝心脉型冠心病，缓解胸闷心悸、肢体寒冷等不适症状。

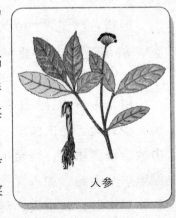

人参

 ## 心肾阴虚型冠心病的食疗秘方

心肾阴虚型冠心病，证见心胸隐痛，久发不愈，心悸盗汗，心烦少寐，腰酸膝软，耳鸣头晕，气短乏力，胸闷气短，动则喘息倦怠懒言，面色苍白，舌红苔少，脉细数。患者除服用药物治疗外，可选用滋补心肾的食物，加以辅助治疗。下面就为大家介绍几种食疗秘方：

秘方1 何首乌黑豆汤

原料：何首乌50克，黑豆80克，糖或盐各少许。

用法：将何首乌、黑豆分别洗净，一同放入锅中，加适量清水，同煮至熟烂，捞出何首乌，调入盐或糖加以调味，即可食用。每日1剂，分3次饮。

功效：滋补心肾。用于治疗心肾阴虚型冠心病所引起的头晕耳鸣、心胸隐痛、心悸盗汗等不适症状。

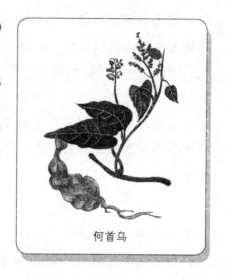

何首乌

秘方2 麦冬薏苡仁粥

原料：麦冬、生地黄各25克，薏苡仁50克，生姜10克，粳米80克。

用法：粳米洗净；生姜洗净，切片；薏苡仁洗净，与麦冬、生地黄、薏苡仁、姜片一同放入沙锅中，加适量清水，水煎成汁，去渣，放入粳米继续熬煮成粥即成。每日1剂，分2次食。

功效：滋补心肾。用于治疗心肾阴虚型冠心病所引起的头晕耳鸣、心胸隐痛、心悸盗汗等不适症状。

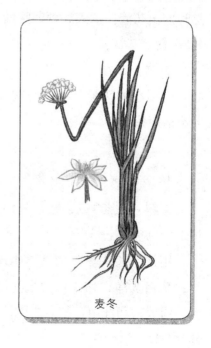

麦冬

秘方3 参苓麦冬粥

原料：人参2克，茯苓8克，麦冬5克，粳米80克，红糖适量。

用法：粳米洗净；将人参、茯苓、麦冬一同置于锅中，水煎成汁，去渣，加入粳米，熬煮成粥，加入适量红糖调味即成。每日1剂，分2次食。

功效：补益心气。用于治疗心肾阴虚型冠心病所引起的头晕耳鸣、心胸隐痛、心悸盗汗等不适症状。

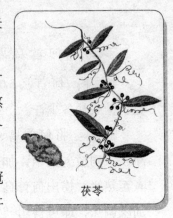

茯苓

秘方4 黄芪粥

原料：黄芪10克，粳米100克，红糖适量。

用法：将黄芪洗净，与粳米同煮做粥，粥熟时捞出药渣，加入红糖调味即成。每日1剂，分2次食。

功效：补益心气。用于治疗心肾阴虚型冠心病所引起的头晕耳鸣、心胸隐痛、心悸盗汗等不适症状。

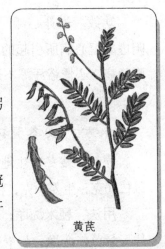

黄芪

秘方5 人参葱白粥

原料：人参3克，肉苁蓉15克，葱白2根，粳米100克。

用法：将人参、肉苁蓉水煎成汁，去渣取汁；葱白洗净，切末；粳米洗净；将葱白与粳米一同放入药汁中，熬煮成粥即成。每日1剂，分2次食。

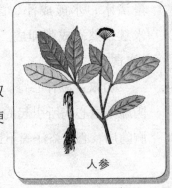

人参

功效：温补心肾。用于治疗心肾阴虚型冠心病所引起的头晕耳鸣、心胸隐痛、心悸盗汗等不适症状。

 ## 冠心病并发心力衰竭患者的食疗秘方

冠心病并发心力衰竭患者的食疗方有哪些？下面介绍一些冠心病心力衰竭的食疗方。合理的选用，对心力衰竭者尽快恢复会起到较好的辅助治疗作用。

秘方1 双参鸡汤

原料：人参6克，太子参15克，当归10克，小公鸡1只。

用法：将鸡去毛，内脏洗净，与上药共入沙锅，加食盐、大茴香少许，炖至鸡熟烂，成混汤即可。每2～3天连汤带肉吃完，连吃5～9只。

功效：大补心气，补虚固脱。适于心气虚脱的心力衰竭者。

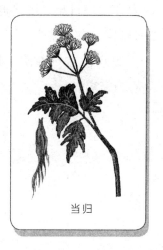

当归

秘方2 人参黄芪羹

原料：人参6克，黄芪10克，鸡蛋1～2个。

用法：将人参、黄芪煎沸10分钟后连药带汁倒入碗中，鸡蛋倒入搅匀，上笼蒸，蒸至羹成即可。早、晚各吃1碗，可连食10天。

功效：益气养心。适于心气不足的心力衰竭。若伴高胆固醇者，可将蛋黄去掉。

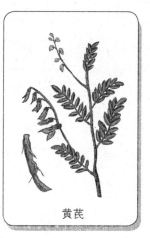

黄芪

秘方3 人参麦冬五味羹

原料：西洋参5克，麦冬10克，五味子5克，鸡蛋1～2个，糖或食盐适量。

用法：将西洋参切成薄片，麦冬、五味子先浸水泡发。将三种药放入碗内，加入鸡蛋、糖或盐拌匀，上笼蒸至羹成。注意浸泡麦冬、五味子时，不要用太多的水，最好至药泡发而水干；放糖或食盐都不要太多，以低糖或低盐为宜。每日早、晚各吃1次，可连吃2～4周。

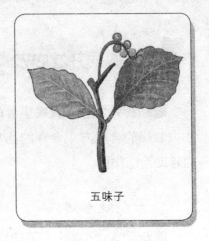

五味子

功效：益气养阴。适于气阴两虚之心力衰竭。

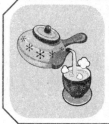

第七节

饮食有禁忌，冠心病患者需注意

虽说饮食具有辅助治病的功效，但如果你不遵循饮食原则，胡吃海喝，犯了禁忌，那么，饮食不但不能起到保健的作用，反而会伤及你的脏腑，尤其是那些本身就患有慢性疾病的患者，对待饮食一定要讲原则，注意饮食禁忌。那么，冠心病患者会有什么饮食禁忌呢？下面就来给大家一一介绍。

 切忌，冠心病患者饮食过饱

现在上班一族，普遍在饮食上有一种倒挂现象，说早上要吃得饱，结果很多人早上都不吃饭，或者匆匆一根油条就挤上了公交车；说中午要吃好，很多人一份盒饭就凑合着对付，而说晚上要吃得少，结果很多人在享受丰盛的食物，犒赏自己。但此时你可知道，许多

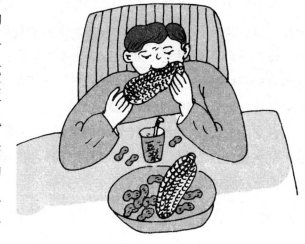

冠心病心绞痛、甚至心肌梗死恰恰是在这种情况下发生的。那么，饱餐为什么易引起心绞痛呢？

动物实验发现，以扩张胃来模拟饱餐试验。在冠状动脉正常条件下，扩张胃可引起血压升高，心肌耗氧量增加，同时冠状动脉扩张，冠状血流增加；在冠状动脉狭窄条件下，扩张胃后，虽然同样可以引起血压增高，心肌耗氧量增多，但冠状血管却收缩，血流量减少，从而使心肌缺血进一步加重，并可导致各类心律失常的发生。

一个人饱餐后，机体为了充分消化和吸收各种营养物质，一方面血液大量地向胃肠道分流，使其他组织供血相对减少；另一方面，消化液分泌明显增加，从而影响了冠状动脉的供血。特别是饱餐后血脂水平骤增，血液黏度增大，从而引起血流速度缓慢，外周血管阻力增大，心脏负荷增加，同时血小板易聚集致血栓形成，堵塞冠脉。再者，饱餐后血中的儿茶酚胺增高，这种物质极易诱发冠状动脉的痉挛，使冠状血流急剧减少，引起心绞痛，甚至心肌梗死。

医学研究表明，人类每餐以后都存在所谓"食物的特殊动力效应"，即每餐以后人体的产热量，即使在安静状态下，也会大大增加，饱餐更加明显。这意味着饱餐后人体代谢需氧量也会大大增加，心脏必须加倍工作才能满足机体代谢的需要，从而，使心脏的负荷水平也大大增加。

有资料表明，饱餐使外周血压明显下降，原有高血压者血压下降更加明显，并且将持续1小时左右才能恢复到餐前水平；若伴有大量饮酒，血压下降则更明显（第十三届世界高血压会议上，有学者认为，饮酒后5小时内血压下降，之后逐渐恢复至正常水平）。当血压下降突然而显著时，会影响冠状动脉灌注压。

总之，在冠状动脉粥样硬化的基础上，以上因素综合作用，使心肌耗氧量增加，冠状动脉供血减少，凝血机制加强，从而诱发心绞痛，甚至心肌梗死。

西餐，冠心病患者最忌讳的饮食

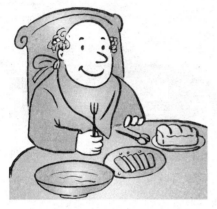

西式饮食能将冠心病发病概率提高35%。加拿大研究人员最新发现，由红肉、油炸食品、奶制品以及咸味零食组成的西式饮食容易诱发心脏病，全球大约30%的心脏病例可能是由这种饮食方式导致。加拿大某大学科研人员对52个国家和地区的1.6万人的饮食方式进行了研究，发现多吃新鲜水果和蔬菜是最有益健康的一种饮食方式，它能将心脏病发病概率降低30%～40%；以豆腐和黄豆为主的饮食方式对心脏病发病没有明显影响。

含铁食物，冠心病患者应少吃

铁是人体内必需的微量元素之一，有着重要的生理功能。成人体内含铁量为35.8～89.5毫摩尔，小儿每千克体重含0.525～1.074毫摩尔。小儿由于生长发育，体重和血容量的增长，以及铁的不断丢失，必须每日从食物中摄取铁15～18毫克。我们日常的食物中多数含铁量较少，有的基本测不到，有些含铁食物不利于吸收。但对冠心病患者而言，则要适量限制。

血液中铁质含量过高是继烟草之后的第二个诱发心脏病的危险因素。铁蛋白浓度增加1%，患心脏病的危险就上升4%。所以，日常饮食要注意以下几种含铁量（每100克食物含铁量）较高的食物：

动物血含铁量最高约340毫克，吸收率也最高，为10%～76%。动物肝如猪肝含铁25毫克，牛肝含9.0毫克，猪瘦肉中含2.4毫克，吸收率也高至7%。其他含铁较高的食物有，芝麻含铁50毫克、芥菜12毫克、芹菜8.5毫克、紫菜33.2毫克、木耳185毫克、海带150毫克、米6.7毫克等，应根据不同饮食及条件混合食用。下面给大家介绍几点预防冠心病及其发作的生活小常识。

1.经常吃鱼

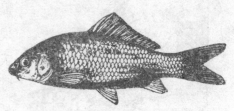

鱼类普遍含有不饱和脂肪酸（ω-3脂肪酸），它可减少三酰甘油，降血压，减少血块，增强免疫力和其他可能的好处。而且，ω-3脂肪酸最大的好处是减少突然性猝死的危险，这表现在减少了反常心率的危险。每天平均吃30～50克鱼，可使人患心脏病的危险减少一半。

2.常喝硬水

水的软硬程度是以其所含矿物盐的多少来衡量的，主要指镁、钙、锌、铜、铝、氟化物及铁的含量。硬水一般指水中所含矿物盐超过250毫克/千克。经常饮用含镁量高的硬水，遭受心脏病的危险大大减少。

3.坚果有益

常吃坚果有助于调节血压，提高机体抗氧化剂含量，减轻炎症，改善人体代谢，降低冠心病等缺血性心脏病的危险而又不增加体重。推荐：杏仁、榛子、开心果和核桃。

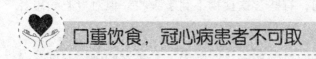

口重饮食，冠心病患者不可取

研究表明：钠促进血液循环，增加心排血量，直接增加心脏负担，对心脏血流供应不足的冠心病患者是不利的。目前普遍认为，钠摄入量在促进高血压发病中起着一定的作用。流行病学资料表明，食盐每日摄入高达20克的日本北部人，高血压发病率可高达40%，明显高于食盐每日摄入约5克的北美爱斯基摩人的发病率。研究还证明：平均每天少摄入5克食盐，平均舒张压就可降低0.53千帕（4毫米汞柱）。因此，对已患有高血压及冠心病、心肌梗死的患者，限制食盐可作为一种非药物性治疗手段。

来自美国的一项研究表明，如果将美国人饭菜中的盐分每天减少3克，每年便可减少10万例心肌梗死和92 000例死亡。他们还表示，这一举措带来的益处等同于节制吸烟的益处，预计每年可以为美国节约大概240亿美元的医疗费用。因此，专家特别提醒老年人，由于味觉功能逐渐退化在饮食上喜欢"味重"的食品，平时要注意口味变化，控制每日糖、盐等调味品的摄入量，以免损害身体健康。那么，冠心病患者应限制多少食盐为宜呢？

1.早餐——最好无盐

世界卫生组织要求，正常人每天的盐摄入量不得超过6克，冠心病患者更应该控制在5克以下。一日三餐中，早餐是最容易做到"无盐饮食"的。因为早餐时，喝碗粥、吃个馒头就是一餐，所以早餐最容易做到无盐。如果喜欢早餐有点味道，可以用醋拌一些凉菜，既清爽又开胃，或者喝粥时适量加些蜂蜜调味。

北方人心脑血管病高发，和吃盐多有关。到了冬天，咸菜更是桌上常客。控盐，先把咸菜从家里请出去。然后，做菜的时候，要到出锅时再放盐，甚至可以向欧美人学习，上桌以后再根据个人的口味加调料。

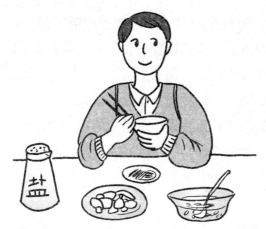

2.午餐——吃木须肉

联合国粮农组织曾提出一个口号："21世纪最合理的膳食结构就6个字，一荤一素一菇。"这算得上冠心病患者的"饮食指南"。健康教育专家洪昭光指出，人是杂食动物，荤菜一吃，动物蛋白就有了，高级蛋白也有了；素菜一吃，纤维素、维生素、矿物质也有了。午饭时可以要一个荤素同炒的菜，比如木须肉就很好，一个菜里，瘦肉、鸡蛋、木耳、黄花菜都有了，营养配比很合理。芹菜香菇炒肉丝也是个不错的选择，芹菜中含有芹菜素，能够降压、调节中枢神经。而且芹菜纤维含量高，还能帮助缓解便秘。

3.晚餐——喝杯红酒

红酒对心血管的保护作用，已经在多项研究中得到了证实。"哥本哈根城市心脏研究"就是支持红酒"护心"作用的著名大型研究机构。它一共调查了1.3万余名男女，随访12年。结果显示，相比从不喝红酒的人，适量喝红酒者患冠心病和因脑卒中死亡的风险分别降了30%及20%。另一项入选近21万名参与者的13项荟萃研究分析显示，饮用红酒能使动脉粥样硬化的患病率降低32%。

烹调时在菜肴出锅前将盐撒在食物上，盐味便可以明显地感觉出来；还可利用糖、醋、香料等调味品，来增加食物味道，以减少食盐用量。目前市场上出售的低钠盐，也是限盐（限钠）的一个较好的选择。

最后应指出，钾盐是可以保护心肌细胞的。促进钠排泄的降压药，常常增加钾排泄，造成体内缺钾。因此，膳食中于限盐（限钠）的同时，应多吃含钾的食物，例如五谷杂粮、豆类、肉类、蔬菜和水果均含有一定量的钾。动物性食品虽大多含钾比蔬菜、水果高，但钠含量、胆固醇含量较高，而蔬菜、水果含的钠极少，所以，应多吃水果、蔬菜来补钾。含钾高的食物有菠菜、萝卜、卷心菜、芹菜茎、南瓜、鲜豌豆、柠檬等，均可选食。

动物内脏，冠心病患者应尽量少吃

熘肝尖、炒肚丝、熘肥肠……想必不少人都嗜好这一口。不过，专家指出，有些人群最好少碰这些食物，尤其冠心病等慢性病患者更要少吃。

从营养学的角度来说，虽然猪肝、鸡心等动物内脏含有比较丰富的营养素如蛋白质、维生素和微量元素，但同时也含有大量的脂肪和胆固醇。例如猪脑中的脂肪和胆固醇分别达到9.8克/100克和2 571毫克/100克，比猪肉高得多。经常食用动物内脏很可能引起高脂血症，如果本来就患有冠心病、高血压、高脂血症等慢性病，吃动物内脏则是"雪上加霜"，导致血胆固醇增高，血脂升高。

因此，建议患有动脉硬化、高血压、冠心病、糖尿病等慢性病患者在日常饮食中最好少吃动物内脏类食物。

另外，对于正常人来说，即使吃也不要炒着吃。因为动物内脏如肝、肾、肺、肚、肠等常被多种病原微生物污染，也常是各种寄生虫的寄生部位。内脏炒着吃不易炒熟炒透，难以杀死病菌和寄生虫，人如果吃了未炒熟的动物内脏，感染疾病的几率便大大增加。同时也不要和酒类一起进食，因为这些食物中富含一种叫嘌呤的物质，如果它在人体内蓄积过多，人体的代谢功能就会发生紊乱，进而引发痛风。

少荤多素，冠心病患者不宜"贴秋膘"

在民间，"贴秋膘"讲究"以肉贴膘"。不可否认，动物性食物是补品中的良剂，它不仅有较高的营养，而且味美可口，所以，适当"贴秋膘"有益于恢复体力。但是若贴补过分，相对运动不足，消耗的热量过低，则易导致"秋胖"。再者肉类不易消化，若多吃，对胃肠功能已衰退的老人来说，常常不堪重负，而肉类消化过程中的某些

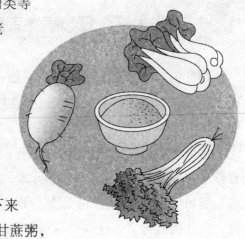

"副产品"，如过多的脂类、糖类等物质，又往往是心脑血管病等老年常见病、多发病的病因。

可以有意识地多吃一些低热量的减肥食品，如萝卜、竹笋、海带、蘑菇等。平时不妨多喝点粥，少吃高热量、高脂肪的食物，既润肺、祛火、美容，又可保持夏天好不容易瘦下来的身材。有3种秋季宜吃的粥：甘蔗粥，适用于肺燥干咳、便秘者；梨粥，对于人们常出现的口干舌燥、干咳无痰等燥热症状具有良好的润燥作用；胡萝卜粥，对皮肤干燥、眼睛干涩、头屑增多等症状有一定的防治作用。

营养专家提醒说，在立秋后的饮食中，人们应科学地选择适宜秋季吃的蔬菜，如豆芽、菠菜、胡萝卜、芹菜、小白菜、莴笋等，这些都是营养丰富又不容易发胖的蔬菜。

对于嘴馋的人来说，仅仅少吃是不够的，有计划地增加运动，适当选择一定的体育锻炼，也可以间接地阻止过多脂肪在体内囤积。秋高气爽，正是出游的好时节，既可以游山玩水，锻炼身体，又能达到减肥的目的。

 ## 品茶，冠心病患者应有所选择

茶具有良好的保健作用，但茶含有茶多酚，茶多酚及其氧化产物茶黄素等，有助于使这种斑状增生受到抑制，使形成血凝黏度增强的纤维蛋白原降低，凝血变清，从而抑制动脉粥样硬化。所以，饮茶应讲究浓淡适宜，不可饮浓茶，否则有害健康，尤其对于心血管患者更是如此。综合起来看，饮茶时应注意以下几点：

1.品种选择

要结合体质、病情，因人而异。一般而言，对阴虚火盛的人，宜用绿茶，特别是半生茶，如黄山茅峰、西湖龙井；脾胃虚寒、溃疡病、慢性胃炎患者，宜饮用红茶。花茶（如茉莉花茶）是茶叶经花露熏制，性微寒，或比较平和，适用范围较广。

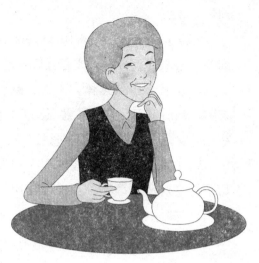

如果饮茶还为了降血脂、减肥，宜选乌龙茶，尤以铁观音为上乘佳品。

2.宜淡不宜浓

茶能增强心室收缩，加快心率，浓茶会使上述作用加剧，血压升高，引起心悸、气短及胸闷等异常现象，严重者可造成危险后果。

由于浓茶中含有大量的鞣酸，会影响人体对蛋白质等营养成分的吸收，也会引起大便干燥。因此，冠心病患者饮茶宜清淡，不宜过浓。

 ## 谨记，冠心病患者赴宴有要求

出席亲朋好友的喜庆宴会，或是招待至亲密友，这是人人都遇得到的事情。就是逢年过节、亲朋之间平时的来往，家中也难免要摆上一席，以示热闹。在这种场合中，人们往往因久别相聚，情绪激动，免不了开怀畅饮，甚至一醉方休。对于一个冠心病患者来说，这种做法和气氛是十分不利的，确切地说比较忌讳。因此，为不致于"乐极生悲"，冠心病患者出席宴席必须注重以下几点：

（1）不要过多参与亲朋之间的高谈阔论，而应以听为主，偶然可发表议论，尽量避免情绪激动；同时也应避开不愉快的话题或伤感的回忆。

（2）切勿被宴席上的山珍海味、丰盛菜肴所诱惑而忘记了"吃八成饱"的戒律，否则造成心脏负担过量易诱发心绞痛等症。

（3）宴会中如感体力不支，或有不舒适的感觉，应该向亲友直言说明，提前退席，切不可勉强支撑。假如出现心绞痛、头晕、恶心等症状，应立即含服硝酸甘油等急救药物，并找一处较为安静的地方休息。

（4）宴会上气氛比较热烈，加上饮酒，会使人全身发热、出汗。切不可"对酒当歌"，而应少量饮非烈性酒为宜，或以果汁、软饮料代酒。这时一定要注重保暖，不要随意减少衣服，以免在毛细血管扩张的情况下受凉感冒，因为感冒对冠心病患者是非常有害的。

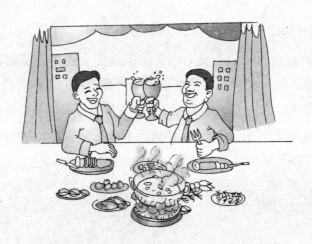

（5）必须随身携带急救药盒或必要的急救药品，假如参加晚宴，散席时天色较晚，一定要有人陪同回家，切不可单独行动。

第三章

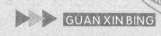

GUAN XIN BING

JU JIA TIAO YANG BAO JIAN BAI KE

运动保心，举手投足间的养生智慧

　　常言道，生命在于运动，更准确地说，生命在于合理运动，这对冠心病预防、调治都很重要。一方面，通过全身肌肉的合理运动，可使肌肉血管纤维逐渐增大增粗，冠状动脉的侧支血管增多，血流量增加，管腔增大，管壁弹性增强。这些改变均有利于保护心肺功能；另一方面，通过合理运动可以帮助消除引发冠心病的危险因素——肥胖。因此，为了有效防控冠心病，更为了你的健康人生，我们不仅要管住嘴，还要迈开腿，积极"动"起来！

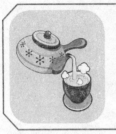

第一节 健康必修：

运动应"循规蹈矩"

　　运动有利于控制血压、疏通血脉，但对于冠心病患者来说，并不是想怎么运动就怎么运动。冠心病患者运动应"循规蹈矩"，讲究原则。最好要选择有氧运动，运动前要进行体检，而且要把握运动强度。习惯于早晨锻炼的冠心病患者，要谨防意外发生。像散步、慢跑虽然适合冠心病患者运动，但也一定要遵守章法，对症做运动，这样才更有利于锻炼你的心肺功能。

 定计划，运动帮你拦截冠心病

　　冠心病患者除了饮食调理和按时服药外，还可以在医生的指导下，进行一些适合自己的体育锻炼，这不但可以增加生活情趣，而且能改善心脏功能及心肌血液供应，增强体质。

　　那么，该如何制订运动计划呢？制订运动处方的原则是，以改善心肺功能的有氧运动为主，配合一些活动关节、促进血液循环的体操，以及增强肌肉力量的训练，如散步、慢跑、骑自行车、游泳、登山、做体操、跳舞、打太极拳、打乒乓球、打门球、上下走楼梯等。这些运动主要为动用全身大肌肉群的、有节奏的有氧运动，以锻炼耐力为主，可改善心脏、肺功能及糖、脂肪代谢。

就其运动方式而言，日常很多有氧运动都可以运用，那么，患者如何根据病情、体能状况及爱好进行选择呢？对此，患者应先做症状限制性运动试验，确定最高安全心率和心脏功能容量，结合临床开出运动处方，它包括运动方式、方法、强度、时间等。

但要在运动前，先向心脏康复科医生咨询，排除运动禁忌证。同时，还应强调的是，日常生活中应避开中午高温时间去运动，大雾天也不主张锻炼，以清晨、黄昏为宜。每天活动1次或隔天活动1次，每次活动20～40分钟。运动强度，一定要经过心脏康复科医生的检查、评定，订出适合个人的运动强度。

 ## 寻规律，冠心病治疗需"拨误反正"

冠心病是众多朋友健康的一块心病，但是如何有效地治疗和预防冠心病呢？细究起来，这里面有一定的规律，而且远没有人们想象的那么难。

最近一项关于心血管病发病的时间性研究揭示，心肌梗死等猝发性心脏病的发作，在一天中有两个高峰：起床后1～2小时和此后的10～12小时，尤以第一个高峰更为明显。以往人们发现高血压也有这种双高峰规律，即早晨7～9点和下午3～5点时血压升高，以致脑

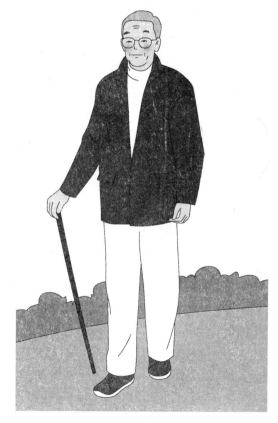

卒中在这两个时间段也呈高发现象。这个规律对于冠心病的治疗和用药有重要指导意义。

事实上，这一规律性同样对冠心病的运动防治有积极意义。根据冠心病发作的这种双高峰规律，冠心病患者的锻炼也需"拨误反正"，应将传统的晨练改为晚上9点锻炼。有些人的心脏病突发就是因晨练不当所致。晚上9点锻炼一方面避开了发病的高峰期，另一方面还可促进血液循环，降低发病隐患。冠心病患者的锻炼应适度，早起后可散散步，做做操，晚锻炼时可根据自身情况选择适宜的项目进行，比如可选择走路、慢跑、游泳、打乒乓球、骑自行车等有氧运动，时间约40分钟，最重要的就是"贵在坚持"。

要特别强调的是，冠心病患者还要警惕可能伴发心律失常。心律失常既是一个独立的疾病，也是心脑血管疾病加重的重要因素。心脏跳动太快或太慢，或节律异常时，不但无法保证脏器正常的血供，还会因血管痉挛增加血栓的风险，从而引发心脑血管事件。如果在安静状态下，心率超过100次/分，属于快速型心律失常，如果少于60次/分，则属于缓慢型心律失常。前者包括期前收缩（早搏）、各种心动过速及颤动、扑动等，后者包括病态窦房结综合征及各种房室与室内传导阻滞。缓慢型心律失常患者如有心悸、胸闷、怕冷、腰膝酸软、气短乏力或头晕、舌质暗淡，或有瘀斑、瘀点，辨证属于心肾阳虚、寒凝血脉的，可在医生的指导下服用参仙升脉口服液。

 ## 把握尺度，稍微出点汗就好

生命在于运动，但运动也要选择科学的运动方式，把握合理的运动强度，否则，选择一些超过本身所能承受的范围，做一些对抗激烈、幅度过大或人体负担重的运动项目则会给身体造成伤害。

所谓"适度"运动，是指运动的强度不会引起胸闷、胸痛、心慌、气急等症状。现阶段，通常建议把握"3、5、7"原则，即"3"

指每天步行约3千米，时间在30分钟以上；"5"指每周要运动5次，只有规律性运动才能有效果；"7"指运动时的心率不超过170减去年龄数，就是运动的强度。一般中老年的运动强度心率宜控制在每分钟100～120次为宜。

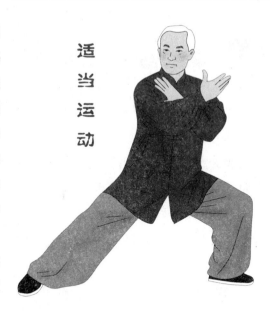

适当运动

对如此"量化"的标准，需要从以下几个方面做更为细致的把握。

1.异常即止原则

合适的运动有游泳、步行、慢跑等，尽管这些运动看上去相对舒缓，但如果在运动中仍然出现了心慌、胸闷或头晕等症状，则应立即中止。包括对日常生活的安排也要参照这样的标准。比如，近期在日常生活、工作中没有出现胸闷、胸痛、气急等症状，则可以外出参加旅游、登山等活动。即便如此，在旅途中也尽可能要与身体状况相类似的伙伴一起同行，走走停停，量力而行。最后要随身携带心脏急救药品（如口含硝酸甘油、麝香保心丸等），以防发生意外。

2.循序渐进原则

冠心病患者适当锻炼的确可以改善病情，运动时不管选择哪一种运动方式，都应遵循循序渐进、持之以恒、轻松愉快的心情进行，运动的项目应柔和，尽量避免一开始就选择剧烈运动或者稍有恢复就开始做剧烈运动。就其强度上，刚开始像"饭吃七分饱"一样，逐渐加大运动，一般每次运动以微微出汗、呼吸略快但感觉舒畅等即可。

康复训练，术后运动须讲原则

冠状动脉搭桥手术是冠心病患者常用的治疗方法，接受过冠状动脉搭桥手术的患者，恢复身体机能大约需要6周，不少患者和家属认为这期间就该安静地躺着，安静养伤。实际上，运动也是一种疗法，能帮助患者更快地康复，甚至在这个过程中"动起来"的作用非常大。

手术结束后，运动在冠心病的预防、康复上都有显著功效。因此，运动应该贯穿于整个康复的过程。比如，对于做了冠状动脉搭桥手术的患者，手术第二天医生就会指导患者"动手动脚"，教患者深呼吸等。

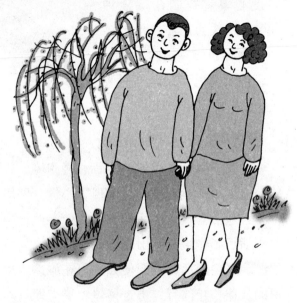

怎么动呢？首先要遵循一个运动的原则：循序渐进，由慢到快、由短到长、强度由弱到强。比如，先绕着室内和房子周围，扶着东西走动，直到感觉没有困难时再开始散步。开始行走的速度以感觉舒适为标准，以后再逐渐加快步伐，以增加心率和呼吸频率。而散步的距离也可以慢慢增加，只要能够耐受可以慢慢地上楼梯，上小山坡。运动中如果胸疼、气短、气喘和疲劳，应该立刻停止，等这些症状消失了，再以较慢的速度继续活动。以下心脏冠状动脉搭桥手术后的训练指南：

第一周：每天2次，每次5分钟散步。

第二周：每天2次，每次10分钟散步。

第三周：每天2次，每次20分钟散步。

第四周：应该增加到每天散步1千米。

当然，疲劳是不可避免的，活动时你会感到自己的心脏跳动非常强，但只要心跳规则且不特别快，这是正常的，不要有顾虑。但也可能有异常情况，少数情况下，患者会感到心脏突然失控或心跳过速，或感到轻度头晕乏力、脉搏不规则，这种情况就必须和医师联系诊断。

对症做运动，保你拥有健康心脏

冠心病患者做完手术后，怎么调养身体，怎样更快地恢复身体机能呢？针对手术后患者出现的种种问题，这里为大家提供几种解决方案。

1.高抬腿——治疗术后腿肿胀的好方法

具体操作：冠状动脉搭桥的患者，通常在腿部有一个切口，在你休息和坐下时，要抬高你的下肢，这样会有利于减轻腿部的不适或肿胀。如果实在不舒服，还可以用热毛巾敷不适的胸部或腿部（下肢）15～20分钟。

2.双肩前耸——术后伤口疼痛全靠它

具体操作：手术后的数周内，胸部或腿部的伤口会有不同程度的疼痛，通常一段时间后（数周后）症状会消失。在此期间，你可以尝试双肩前耸，以减轻疼痛。但是如果伤口出现较严重的疼痛、红肿，以及有分泌物从伤口中流出，这时，应尽快去医院就诊。

要说明的是，这里并不提倡总是贪舒服地双肩前耸。术后应保持正确姿势是当身体直立或坐位时，胸部应尽可能挺起，将两肩稍向

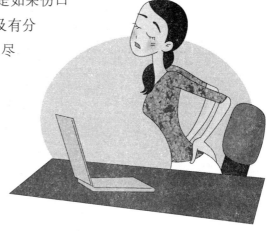

后。保持这种姿势在术后早期有点不适，但从长远来看，在伤口愈合的这一阶段中，局部组织尚有弹性，但伤口一旦愈合成疤痕就失去了弹性，如果你没有在此恢复阶段保持正确的姿势，当挺起胸站直的时候，就会感到胸部有被勒紧的感觉。

3.不能举太重——术后举重物不宜超过4.5千克

具体操作：虽然手术伤口的愈合只需6周，但胸骨的愈合约需3个月，所以，别抬举超过4.5千克的东西。举重物、抱小孩儿、拉超重的物品、移动家具等动作对你正在愈合的胸骨会造成一个张力，伤口不一定能耐受，可能造成伤害。

专 家 提 醒

术后运动不可逞强，要量力而行，尤其是刚开始运动，一定要做好思想准备，先试探，再运动，每个动作需缓慢进行，循序渐进，千万不要认为自己还能像以前一样运动。过度的运动，对手术的恢复是没有好处的。

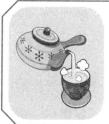

第二节

实地操练：小动作大疗效

　　了解完了运动原则，咱们是不是该实地操练一下了。在操练前，每位冠心病患者都应该制定一张行之有效的运动"日程表"，这样不但有助于患者坚持锻炼，而且也可量力而行，更有利于病情的好转。一般来说，冠心病患者不能做剧烈的运动项目，但只要患者能动动腿、动动手，举手投足间，就能让你的心脏得到锻炼。下面就为你介绍几种适合的运动项目。

 ## 制定行之有效的"运动日程表"

　　很多人都有一个误区：冠心病是"终身疾病"，一旦得上，就意味着丰富而精彩的人生已经离自己远去，自己再也无法摆脱"患者"的称号，今后只能与药物为伴，终日"枯坐"度过余生。那么，事实果真是如此吗？答案是否定的！

　　随着医学科学的发展，医生可

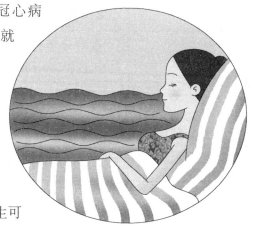

以通过溶栓、冠状动脉搭桥、支架植入、激光打孔等许多措施治疗冠心病。加上其发病机制进一步被阐明，我们不仅可以通过调脂、抗凝等药物防治冠心病，使其症状消失，而且通过适当的康复训练，患者完全可以恢复正常的工作、学习和生活。因此，冠心病患者不应放弃希望，而应以科学的康复训练方法战胜病魔。

由于心肌梗死患者病情差别很大，笔者以未进行介入或溶栓治疗（或治疗未成功）的患者为例，制作了一份运动康复"课程表"，可以在自己的主治医师的指导下在医院内参照执行。

时间（发病起算）	运动安排参照
第2~3天	抬高床头45度，持续15~30分钟。
第4~7天	床上伸展上肢5次，伸展下肢5次，做深呼吸5次。每天完成2套。
第2周	在床上直立静坐，每天2次，每次5~10分钟；可在床上或床边坐位洗脸、吃饭；坐椅子，每天2次，每次5~10分钟；床边站立每天2次，每次5~10分钟；床边走动，每次10~20步，每日2次；室内步行，每次10~20步，每日2次。
第3周	病区走廊步行，从每日1次，不超过50米开始，每日递增，至周末时达到300~500米，行走不要求速度，可以自由速度步行。
第4周	在室外步行，每日步行2次，周末时应能在步行中上下1次二层楼。
4周之后	根据医生对病情的把握，测算出适合自己的运动量，选择步行、慢跑、骑车、游泳等动态型运动（避免举哑铃、搬重物、掰腕子等静态型运动）进行后期的康复锻炼。

需要说明的是，每个患者都要根据自身的情况，在医生的指导下做一张属于自己的康复日程表。比如，心肌梗死后采用急诊介入治疗

成功的患者，介入治疗成功24～48小时后，血压、心率、心律稳定，如果无并发症者即可下地活动，但仅限于室内生活自理；而采用溶栓治疗冠状动脉再通的患者，若血压、心率、心律稳定且无并发症，在卧床24～48小时后可以开始床上活动，从抬高床头开始，一般在第5天过渡到下地活动；对于溶栓未通或未溶栓患者，如果无并发症，第3天开始床上活动，一般在第10～14天时过渡到下床活动。

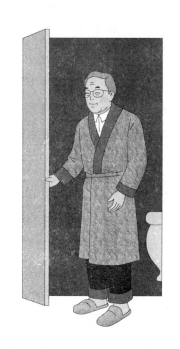

 ## 强心操，动动手脚助你强健心脏

统计数据表明，一天中80%的时间久坐的人冠心病发病率增加3～4倍。所以，适度的运动对一些冠心病患者来说依然很有必要。下面就对这一套操做一个要领性说明。具体如下：

1.原地踏步

动作要领：提腿踏步，腿高度由低到高，再由高到低（30～60秒钟）。

2.叉腰呼吸

动作要领：直立，两手叉腰成预备姿势。然后挺胸，两肘向后，吸气；束胸，两肘稍向前靠，呼气。一吸一呼为1次，做8～16次。

3.盘膝压腿

动作要领：两腿并拢，膝微屈，两手扶膝成预备姿势。绕膝，先顺时针方向，再逆时针方向，各绕膝10圈；左弓步，两手扶左膝向下压腿3～5次；右弓步，用手下压右膝3～5次。

4.野马分鬃

动作要领：两脚开立同肩宽，两臂自然下垂成预备姿势。左腿向左前成弓步，同时举左臂与肩平（掌心向侧，眼视左手），右手在腹前（掌心向下）；身体向右方向转时，左手翻掌下落和右手上提中呈抱球状；身体重心过渡到右腿时呈右弓步，右臂上举与肩平（掌心向侧），右手放在腹前（掌心向下），眼看右手。向左转。如此左右重复10次。注意动作幅度宜大，不用力，呼吸自然。

5.双手托天

动作要领：直立，双手在体前交叉，双手合十，掌心向上。吸气，双手慢慢向上至胸前翻转掌心朝上推出；呼气，双臂由体侧还原。连做2个8拍。

6.转体推墙

动作要领：两足开立与肩同宽，呈半蹲位为预备姿势。重心右移，两手呈抱球状，眼视前方；重心左移，体转向左成弓步，左手自胸前下压至左大腿外侧，右手自肩部向左前方平推（似推墙状，掌心向前）；左臂上举与肩平，左右手呈抱球状，身体转向前，重心移至左腿。左右交换做。连做2个8拍。

7.蹲站呼吸

动作要领：两足并拢自然站立成预备姿势。两臂侧平举扩胸，吸气；下蹲，两手抱膝，脚跟不离地，呼气；起立，两臂侧平举，扩胸，吸气。连做2个8拍。

注意：体质若达不到做下蹲起立动作时，可暂时不做，或者只做微屈膝半蹲。

8.转体拍打

动作要领：两脚开立同肩宽，两臂自然下垂成预备姿势。以腰为轴转体并带动双臂，使右手掌拍击腹部（丹田穴）、左手背拍击背腰部（命门穴）；左右手拍击部位相反。连做2个8拍。注意转体摆臂动作的自然性和节奏性，拍击不能太用力。

9.侧举呼吸

动作要领：直立，两臂自然下垂成预备姿势。两臂缓慢侧平举，吸气；两臂经前方还原成预备姿势，呼气。连做2个8拍。

散步，遛遛弯就能防治冠心病

买车了，很多人都会低调地说它是"代步工具"，汽车自然有它需要的地方，但如果买个菜都要开车去，那健康的危险就大了。步行是一种人人都可以做的简单运动，对冠心病患者来说，也不失为一种防治良药。步行可以促进四肢及内脏器官的血液循环，对改善心肺功能，提高摄氧效果尤好。

有资料表明，每天坚持20分钟以上步行者，其心电图心肌缺血性异常改变的发生率比少活动者低1/3；一个人若每天散步1小时，每周5次，半年后他的血管功能会增强50%。日常生活中，步行的方式灵活多变，如散步，上楼梯，坐车时在前一站下车后步行，或步行上街逛商店，随时找机会多走路。

需要注意的是，散步的时间一般选择在清晨或傍晚，地点应选择空气新鲜、环境优美的地方。如果身体条件允许，可采用100～120步/分的速度行走100～200米，走时可摇摆双臂、挺胸、收腹、抬头，呼吸急促时再放慢速度行走几分钟，待呼吸平静下来时，再大步行走，这样快慢交替进行，活动15～30分钟；年龄较大体质较弱的患者，速度控制在每分钟75步左右，散步距离300～500米，甚至更多，以不感疲劳或不适为度。散步持续时间依病情及体质状况而定，最短不少于15分钟，最长不超过1小时，一般以20～30分钟为宜。

舌操，活动舌头助你缓解病情

中医学认为，心开窍于舌，舌为心之苗，所以舌和心有着密切的关系。正因为如此，所以，患有冠心病的老人，往往会感到舌头发麻，甚至会出现舌头不灵活、言语不清楚等现象。因此有冠心病、脑梗死的患者可以通过做舌操促进心脑血液循环，使病情缓解。

具体操作：先闭目调息，全身放松；把舌头伸出又缩回，反复做30次。然后把舌体向左右口角来回摆动30次，再把舌头向口腔顶部做上翘、伸平30次，再做几次顺、逆时针搅拌即可，如把舌搅拌的口津咽下效果更好；用右手食指及大拇指轻轻按摩舌根及舌体数次（易恶心的人可以不做；练快言快语，快数到100，可以让舌头增强灵活性；做舌操的同时自己按摩劳宫穴（手心正中）、神门穴（手掌根部横纹尺侧凹陷内）、廉泉穴（喉结上方、舌骨下缘凹陷处）、通里穴（神门穴上1寸或手腕尺侧横纹上1寸处）、承浆穴（唇下正中凹陷处），每日早晚两次。

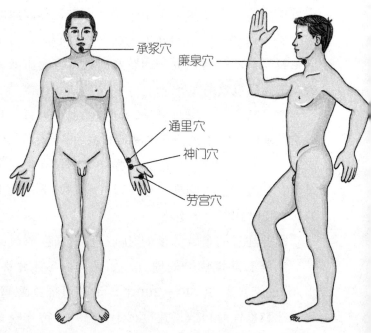

此外，又因为心藏神，脑也属心藏神的范围，所以心脑都跟舌密切相关。从现代医学来看，舌神经是从大脑出发，与舌头相连接，所以，通过舌头活动还能有效对大脑进行刺激。

慢跑，冠心病患者的有氧健身运动

慢跑是一项好处多多的有氧健身运动，对于冠心病患者来说，这项运动则是最简便而又行之有效的治疗运动。但要说明的是，慢跑只适合于病情较轻、有一定运动习惯的冠心病患者，具体注意事项如下：

1.把握节奏快慢

慢跑最好能做到"慢行——急行——慢跑"的渐进性锻炼方式。即起步的时候速度要慢，中间可以略快，而慢跑结束前要渐渐减慢速度至步行。可以先走一段，然后再慢慢跑一段，这样交替进行锻炼，最后慢慢缩短走的时间，加大跑步时间，直至过渡到跑30分钟。

2.把握跑程长短

跑程长时人体可主动地将当前血液中的血糖全部消耗掉，同时还可消耗掉体内蓄积的多余热量，这种主动消耗，是降低血脂、血糖、缓解血压的最好方法。但要根据自身情况，逐步加大。比如，慢跑可以从每次几百米开始，坚持一段时间，到适应后逐渐增至1 000～2 000米。

3.把握强度大小

冠心病患者运动的强度大小，可以通过逐渐加大的方式使之与身体相适应，运动过程中可以采取小步幅跑的形式。以便减缓疲劳程度，延长跑步时间。运动次数以每周运动3次逐步到每周运动5次为限。

值得提醒的是，冠心病患者运动需因人而异，在慢跑时跑速要慢。尽管慢速跑对心脏的刺激比较温和，但由于身体情况不一样，由此对心脑血管的刺激也是不同的，因此在跑步中一定要结合自身情况进行。

"举手之劳"，防治冠心病

冠心病是大病，并不意味着冠心病的防治需要猛药。事实上，一些"举手之劳"的小动作，也能对心血管疾病起到很好的辅助防治作用。

1.手指操

具体操作：每天早晨起床前，平躺在床上，两手各从大拇指开始，依次用力弯曲10次；然后用右手掌用力搓左手心、手背；再用左手掌用力搓右手心、手背；最后各用一手的大拇指、食指掐另一手的手指根部，次数越多越好。

2.按耳门

具体操作：按压耳门的同时用双手的中指和食指叩击后脑，起到醒脑开窍的作用，能防治头痛、头晕、耳鸣等。

3.扩胸运动

具体操作：两拳紧握，两侧上肢同时向外、向后伸开，连续做15次，每天重复3～4次。还有一种方法，将手掌伸开，五指合拢，从两肋往胸口擦去，以擦拭部位感到发热为度，既能保护胸壁肌肉，还能增强心肺功能。

 跳绳，也能降低冠心病发作

冠心病、心肌梗死这些心脑血管疾病，也困扰着许多中老年人，有什么适合他们的运动健身方式呢？跳绳就是其中之一。这是因为跳绳能够有效促进心、肝、肺、脾、胃、肾等内脏器官的血液流通，加快新陈代谢，从而提高脏器的功能。有德国专家做过统计，跳绳的确能够有效减少心血管疾病发作的次数，减少使用心脏支架的概率，还能够缓解冠心病的恶化。

　　跳绳随时可做，一学就会，而且可简可繁，花样繁多。比如，单脚屈膝跳，即右腿屈膝，向前抬起。踮起脚尖，单脚跳10～15次，换左腿重复上述动作。休息30秒钟，每侧各做2轮；分腿并腿跳，即先做跳绳准备运动，然后跳绳，跳跃时双脚叉开，着地时双脚并拢，重复动作15次；双臂交叉跳，即先做跳绳准备运动，然后双臂交叉跳绳，当绳子在空中时，交叉双臂，当跳过交叉的绳子之后，双臂反向恢复原状。

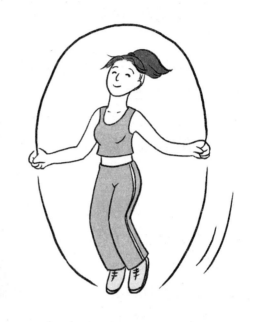

　　上面所列方法，如果本身有一定的基础，且病情不那么严重，可以根据自身情况选择练习。从更普遍意义上来看，这里主要为大家推荐一种"简单跳绳法"。循序渐进先做准备动作，即双脚并拢，进行弹跳练习2～3分钟（弹跳高度为3～5厘米）。然后开始跳绳，注意手腕做弧形摆动。初学者先跳10～20次，休息1分钟后，重复跳10～20次。非初学者可先跳30次，休息1分钟后，再跳30次，重复练习2次。

　　需要说明的是，跳绳看上去似乎谁都可以做，即使患有心肌梗死的病人，也可以跳绳，只要控制好频率，不要太快。但事实并非如此。患有静脉曲张、关节病变及行动不便的人群是不适合跳绳的。像老师、营业员、护士等需长时间站立的都是静脉曲张的高发人群。因此，对于这些人群，最好到医院做一做相关的检查，确定没有静脉曲张后，再做跳绳运动。

5招小动作，轻松防治冠心病

本次挑选的这套动作尤其适合久坐不动的男士，它能增强心血管系统功能，促进血液循环，锻炼全身肌肉，放松身体和心灵。对于久坐不动造成的肌肉松弛、血流不畅都有良好的防治作用。锻炼时，呼吸均匀深长。每个动作保持5个呼吸左右的时间。

1.鳄鱼式

【动作要领】双手撑地，身体与地面平行，手肘夹紧身体，腹部收紧。

【主治功效】上半身肌肉力量的锻炼和肌肉伸展，促进上半身的血液循环，增强心血管系统功能。

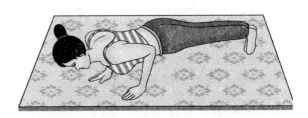

2.飞机式

【动作要领】身体俯向地面，两手向前延伸，以腹部为重心，双手上扬，同时，双脚缓缓上抬，做"起飞"状。略屏息保持3~5秒，然后手、脚回落，双手贴于裤缝，脸侧躺休息。

【主治功效】增强身体的平衡性。

3.指针式

【动作要领】身体俯向地面，用左手与右膝盖支撑身体，右手与左腿伸直，平行于地面。腹部收紧，背部挺直。

【主治功效】锻炼下背部肌肉。

4.扭转式

【动作要领】身体直立，右腿抬起，大腿平行地面，膝盖成90°，左手扶右膝盖，右手臂水平伸直，眼睛顺着手臂往右看。

【主治功效】髋部肌肉完全拉伸，锻炼腰部肌肉。

5.腿部拉伸式

【动作要领】身体仰卧，右腿伸直平放于地，左腿向上抬起，垂直于地面，用双手抱住左腿。

【主治功效】加强腿部柔韧性和拉伸腿部肌肉，促进下半身血液循环。

 ## 心肺训练，助你拥有强健心脏

冠心病患者需要运动，但与健康人不一样的是，他们不能随心所欲地进行，对运动方式的选择也有大学问，它不需要去增强人体的爆发力，而是以提高机体耐力，促进循环、加强代谢为主要目的。因此，运动强度轻中度即可，不是剧烈运动，而且是持续性的，就日常生活而言，除了走路、慢跑之外，还可以对心肺等进行针对性训练。这里主要针对心肺耐力训练做"处方"式说明。

【训练强度】运动时的心率应保持在储备心率（HRR）的40%到85%之间；计算方法是（220－年龄－静态心率），然后乘以40%再加上静态心率，这样得出第一个心率数字；第二个数字同样是（220－年龄－静态心率），乘以85%再加上静态心率得出。

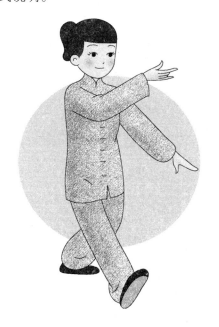

【训练种类】骑自行车（固定健身型）、游泳等有氧健身操或水中运动。骑自行车时应将车座高度和车把弯度调好，行车中保持身体稍前倾，

避免用力握把。但一般骑车速度，摄氧率很低，功量偏小，因此建议保持在每小时15千米时速上。此外，因很多城市交通拥挤，精神容易紧张。所以，建议在晨间或运动场内进行或者使用功能自行车。在室内进行运动，优点是负荷量容易调整，运动量容易计算。

【训练频率】每星期3～5次。

【持续时间】20～60分钟。另外必须加入5～10分钟的热身及放松运动。

【安全措施】先向医护人员咨询，而且训练前，要非常小心地注意自己运动时出现的种种迹象，比如胸部不适、头晕及气促。另外，饭后至少90分钟才可运动，运动前必须进行足够的热身、运动后进行足够的放松，并且逐步提高运动强度。

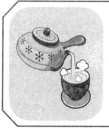

第三节 运动禁忌心中记，

科学锻炼保健康

由于冠心病发作起来十分危险，所以患者在运动时，一定要把握得当，不要做对心脏负荷过大的运动，一些禁忌运动更加不能做，否则，后果不堪设想。要知道，科学的锻炼方式，才能保你拥有更加美好的生活。

 竞技运动，中老年人不宜参加

运动是好事，但不是所有人都适合运动，也不是什么运动只要参与其中就能有所获益。人人都有一种潜伏的、不可抗拒的疾病——动脉硬化。这种病年轻时即开始，50岁以后发展快，发展到一定程度才出现症状。

为什么人人都会患这种疾病呢？原理很简单。我们都知道水管用久后管壁都有附着物，人的血管和自来水管一样，数十年的血液流通使血管壁沉着了大量的像粥一样的血液垃圾，这些垃圾使我们的血管脆性增加、管壁硬化、管腔狭窄、弹性减低。同时它又侵及我们的血管内膜，使血管内膜产生炎性增生。增生的结缔组织和粥样的血管垃圾混合形成了纤维斑块，斑块是最危险的发病原因。

科学的体育锻炼可以延缓动脉硬化症的发展，但带有竞争性的剧烈运动则使我们的心跳增加、血压升高、心缩力加强、血液的流速加快。急速加快、加压的血液撞击血管壁上的斑块，剧烈的运动颠覆着斑块，两力相加就可能导致斑块脱落，这就是我们常见的脑血栓、心肌梗死等。

所以，要从运动的项目、频度、强度等角度综合考虑自己的运动量。比如，每周运动2~3次，每次运动的时间一般为30~45分钟；运动时心率不超过运动试验安全值的70%~85%为宜；主要以散步、慢跑、游泳或打太极拳等为运动项目。

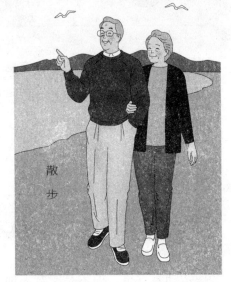

散步

此外，每次运动尽可能按三个阶段进行，即准备活动、训练活动和结束活动。准备活动又称为热身，活动强度比较小，其目的是充分活动各个关节、肌肉和韧带，也使心血管系统得到准备。训练活动又分持续训练和间断训练，后者更适合冠心病患者。结束活动又称为整理运动，目的在于使高度活跃的心血管系统逐步恢复到安静状态，一般采用小强度放松性运动。准备活动和结束活动不充分是造成锻炼意外最常见的原因。所以，在重视锻炼的同时，也要注意锻炼前的准备活动和结束后的整理活动这"一头一尾"，以免发生意外。

俯卧撑，冠心病患者禁忌的运动

健康的运动方法随手拈来，但与之相对应，危机也无处不在，根据自身情况选择科学的锻炼方法至关重要。

首先说，俯卧撑既锻炼了肩关节和肘关节，也锻炼了上肢屈伸肌群及肩部、背部、腹部和胸廓的各组肌群，就连臀部和下肢的肌肉也参与了静力收缩。在维持上下肢屈伸协调运动的同时，又配合了呼吸锻炼，促进了全身血液循环，增强了心肺功能，故这是一项良好的全身运动。

但是，俯卧撑加速了全身血液循环，而俯卧撑运动时屏气，使胸膜腔内压、腹内压瞬间增高，促使胸腹腔内脏器的血液迅速回流至心脏，也可造成血压急剧升高。实验发现，做俯卧撑时健身者的血压与心率比静息时高出20%~30%。俯卧撑运动是人从静态中突然发力，在血压瞬间迅速升高的同时，增加了心脏的负荷，使心肌的耗氧量剧增，血液又被抽调到肌肉中，心脏血流相对减少。

2007年，美国耶鲁大学曾对90名大动脉瘤破裂者进行调查。结果发现，24%的人在发病前1小时内做过重体力劳动，其中就包括做俯卧撑。而在我国，男性50~59岁动脉硬化率为86.2%，女性为60%，这些人做俯卧撑的风险不容忽视。

因此，中老年心血管病患者如果盲目进行俯卧撑时就有可能发生心绞痛、心律失常、心功能不全、栓塞、出血等致命性疾患，还可能导致血压升高，触发颅内动脉瘤的破裂出血。

疼痛加身，冠心病患者叫停运动

如果气温骤降，突发心脑血管疾病的病人会多起来，其中冠心病患者占一半。据统计，这其中许多人都是因心绞痛来就医的，运动中出现一过性的痛是冠心病的典型症状，千万不要掉以轻心，以免造成不可挽回的后果。

不同人的心绞痛发作时有不同的表现和症状。特别提醒要关注运动中出现的痛，这是冠心病最典型的症状。据统计，半数以上的病人在心梗发病前几天甚至几个月内，会出现各种各样、或轻或重的征兆。大家知道，疼痛可能由多种原因引起，那么，什么情况下的疼痛才是反映冠心病的呢？对此，这里做一个简单的说明。

1.一般感觉

就一般感觉而言，多数人胸骨后或心前区出现压榨样或紧缩样疼痛，胸部有闷、憋、堵等不适，出现呼吸急促、喘不过气来的现象。感觉"胸部有压迫感"、"闷胀感"、"憋闷感"。如果引起胃痛、牙痛等，要注意区别的是，心绞痛往往是一过性的，如冠心病所致的胃痛、牙痛，通常几分钟左右就会过去，而真正的牙周疾病、胃病等疾病则会持续较长时间。

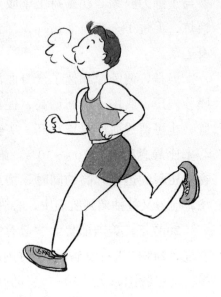

2.与运动的关系

心绞痛表现出的各种疼痛往往在快速上楼、快步走、跑步等活动中出现或加重，这是由于运动加重了心肺负担所致。而牙周病、胃病等其他疾病所表现的疼痛，往往与是否运动无明显关联。

因此，如果是冠心病引起的疼痛则应立即停止体力活动，就地休息，设法消除寒冷、情绪激动等诱因，立即舌下含化硝酸甘油或硝酸异山梨酯（消心痛）1片。如未缓解，隔5～10分钟再含化1片，连续3次含化无效，胸痛持续15分钟以上者有发生心肌梗死的可能，应立即送医院等急救场所。有条件者应吸氧10～30分钟。

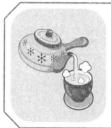

第四节

医疗保健操，半小时调治百病

医疗保健操集中了我国导引术、按摩学、养生学、气功、针灸、穴位等医学精华，吸取现代医学、解剖学、生物学、人体化学、人体物理、预防和康复医学等基本理论和长期实践的精华逐步积累发展而成。它加速下肢血液回流到躯干和头颈，从而使心、脑、肾等重要器官的血液循环增强，达到预防心脑血管疾病的效果。医疗保健操安全可靠，因此是冠心病患者的不错选择。

 ## 医疗保健操的神奇功效

医疗保健操能调整全身各器官，疏通脉络，促进血液循环，加强新陈代谢，松懈和改善肩带、肘腕、膝盖、肢体等关节和软组织的活动，避免粘连和痉挛。通过按摩穴位，从头部、腰部、腿部一直到肢部进行四肢与躯干有节奏地全面地活动，能全面提高神经体液的调节功能，增强大脑和内脏、器官的活动能力。

医疗保健操对治疗冠心病大致有两点好处。

首先，可以预防动脉硬化进一步发展。许多研究资料都表明，体力劳动者和经常进行体育运动的人，动脉硬化的程度比较轻，患上冠心病的几率也会随之降低。

　　其次，医疗保健操可以改善全身血液循环，尤其是四肢的血液循环，减轻由于局部缺血而出现的手足麻木、软弱无力、精神异常等症状，软化血管，增强心肌功能，从而减少心绞痛、心急缺血的发病率。

　　此外，医疗保健操还可疏通经络，强身健体，舒活筋骨、关节，调治动脉硬化所致的半身不遂、偏瘫等症。

　　医疗保健操适合不同年龄、性别、职业和体质的人，练习时无须任何器具。各人应当根据自己的身体条件，速度由慢到快，活动量由小到大，次数由少到多，循序渐进，耐心细致，反复进行。各个动作可以连续全面地做，也可以有重点有选择地做，因人而异，因病而定，不强求统一，不强求一致，但要求动作准确，持之以恒。不要过度疲劳，以感觉舒适为宜。

用心来做操

　　预备势：精神内守、排除杂念

　　取站姿，两脚自然分开，与肩同宽，头正，眼平视，全身放松，上虚下实，上虚是指脐以上的上体要虚灵，好似空灵无物；下实是指脐以下的下体要充实，好似精力充沛、内气满盈。思想安静，排除杂念。

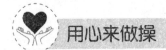

动作① 游 臂

　　【动作】取站姿，用右掌心拍打肚脐，同时左手背拍打身后与肚脐相对称的命门穴，力量稍重。左右臂各拍打32下。

　　【提示】拍打时手落呼气，手起吸气。两臂一前一后交替进行。配合拍打，两膝一屈一伸。

动作 ② 转 腰

【动作】 取站姿，两手叉腰，两拇指在后掐住命门穴两旁各1.5寸的肾俞穴。先顺时针方向转腰，同时带动肚脐以下的两胯和两膝做小幅度旋转，转16圈。再逆时针方向旋转16圈。

【提示】 转向前时吸气，转向后时呼气，上身和两脚保持不动，两腿要稍屈曲。

动作 ③ 甩 臂

【动作】 两臂高举头顶，手心向前，自然下甩，下限不超过臀部，双膝配合一屈一伸，轻松自然。甩16次。

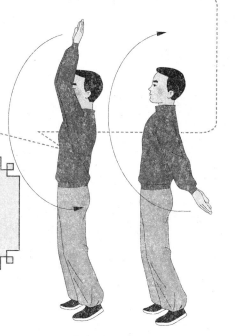

【提示】 上甩吸气，下甩呼气。下甩时要干脆利落，轻松自然。

动作 ④ 双摇臂

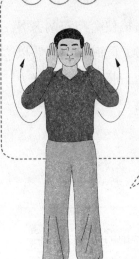

【动作】 取站姿，双手置于面前，手心向里，再左右分开，臂伸直，以肩为轴，两臂由前、下、后、上摇转16圈。方向相反，再转16圈。摇臂完毕时，臂向前伸直，然后还原。

【提示】 上摇时吸气，下摇时呼气。摇臂时要身心放松，速度适中。

动作 ⑤ 推 拳

【动作】 取站姿，两脚分开一肩半宽，两腿稍曲，臀下坐，如骑马势。双手握拳，拳心向上置两侧腰间。先右拳用力向前推，拳心随即改向下，再用力把右拳收回腰侧，拳心改向上。换左拳，用同样方法，左右交替，共推32次。

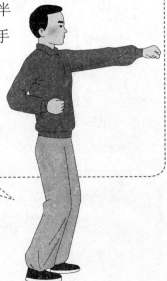

【提示】 拳推出去时呼气，收回两腰间时吸气。

动作 ⑥ 拍 胸

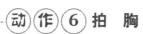

【动作】 右手掌拍打左胸心前区，再用左手掌拍打右胸肺区。左右交替进行，两边共拍打32次。

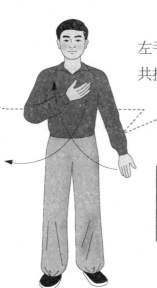

【提示】 拍打左胸时吸气，拍打右胸时呼气。拍打的力度以稍重为好，以自我感觉舒适为度。

动作 ⑦ 叉 跳

【动作】 取站姿，两臂自然下垂，然后交叉在身前，两臂一左一右，互相摆动。第一次摆动，右臂在前，左臂在后，第二次摆动，左臂在前，右臂在后。交替进行。同时两脚一上一下，原地跳动。共跳32次。

【提示】 原地跳动时，大腿要稍抬高，抬高右腿时吸气，放下右腿时呼气。冬季做此运动应加倍。

动作 8 打 背

【动作】 自然站立，两脚分开与肩宽，右手掌经身前用力拍打左肩肩井穴（在颈旁肩部高处），同时左手背经身后用力拍打右后背肾俞穴（与肚脐对称后背正中门的命门穴旁1.5寸处），换左手掌和右手背用同样方法拍打右肩和左背。左右手掌交替拍打。两边共拍打32次。

【提示】 右手掌拍打左肩时吸气，左手掌拍打右肩时呼气。

动作 9 扩 胸

【动作】 自然站立，两脚分开与肩宽。两手握拳，拳心向内，肘平曲，左拳在右肘上，拳稍微超过肘，吸气，两臂用力向胸两侧扩展、挺胸、呼气。随即两拳回复平曲，左拳回到右肘下，用同样方法向胸两侧扩展，交替进行，共做32次。

【提示】扩胸时身板要挺直，保持呼吸通畅。

动作 ⑩　单摇臂

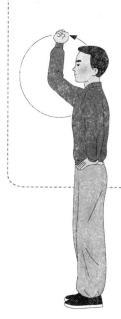

【动作】　自然站立，两肢分开，与肩同宽。左手叉腰，拇指在后。右臂斜上举，以肩为中心，由前、下、后、上方向划12圈。再由前、上、后、下方向划12圈，最后一圈手指向前甩出后，拉回叉腰。然后换左臂单摇，方法同上。

【提示】　上摇时吸气，下摇时呼气。

动作 ⑪　甩　拳

【动作】　取站姿，两脚自然分开。两手握拳，腰向左转，左拳向左甩出，与肩平，吸气，同时右拳移放左胸处，头随着左拳转动，眼注视左拳的前方。然后腰向右转，用同样方法甩右臂，呼气。左右交替，共甩16次。

【提示】　甩拳时用力不可过猛，以防腰肌或手臂关节受伤。

动作⑫ 搂拳

【动作】取站姿，两脚分开一肩半宽，两腿稍屈，臀半蹲，上身挺直，呈骑马姿态。两手握空拳，置于两侧腰间，拳心向上。右臂向前平伸，掌心转向右，用力往腰间拉回，拳心转向上。再换左拳，方法同上。左右交替进行，共搂拳24次。

【提示】出拳时吸气，往腰间拉拳时呼气，动作不可过猛，要保持适中。

动作⑬ 左右弯腰

【动作】取站姿，两脚分开一肩半宽。双手叉腰，拇指在后，扣住命门穴侧1.5寸处的肾俞穴。上身慢慢往右弯，臀稍左移，重心落在左脚。一弯一起，连续8次。用同样方法再向左弯8次。

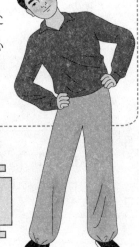

【提示】弯腰呼气，起来吸气。可以根据自己的身体情况增加锻炼的次数。

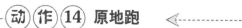

动 作 ⑭ 原地跑

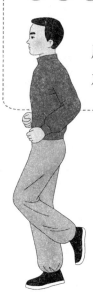

【动作】 取站姿，两脚自然分开。握拳，屈肘，两臂摆，原地跑步，脚平放落地。跑64步，冬天加倍。

【提示】抬右腿时吸气，抬左腿时呼气。

动 作 ⑮ 慢游臂

【动作】 左臂向前上摆，与肩平；右臂同时向后摆，不要用力，自然上下，左右臂交替进行。配合手臂运动，两膝盖一屈一伸。共32次。

【提示】 手臂向上摆时吸气，向下摆时呼气。

动作 ⑯ 捻 手

【动作】取站姿，两脚自然分开与肩同宽。肘平屈，两手平放，手心向下，并齐在右腰前，由右向左用力捻四下，力量在前臂和手掌上，颤动手指。再由左向右用力捻四下，交替进行。共32下。

【提示】 按捻时呼气，手起时吸气。捻手时要注意掌握身体平衡。

动作 ⑰ 上摇球

【动作】取站姿，两脚分开一肩半。两手如抱球，举在头前部，略抬头，沿上、左、下、右方向摇12圈，眼跟着手转。方向相反再摇12圈。

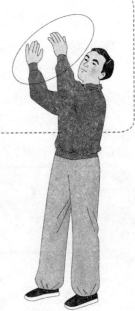

【提示】上摇时吸气，下摇时呼气。

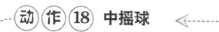

（动）（作）⑱ 中摇球

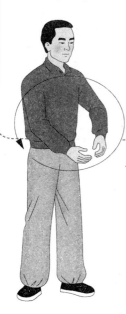

【动作】取站姿，两脚分开一肩半宽。两手如抱球，放在胸前，沿上、左、下、右摇12圈，眼睛平视前方。方向相反，用同样方法再摇12圈。

【提示】上摇时吸气，下摇时呼气。

（动）（作）⑲ 下摇球

【动作】取站姿，两脚分开一肩半宽。两手如抱球，向前弯腰50°左右，两手从头顶部上方，沿上、左、下、右方向摇大圈12圈。反方向再摇12圈。

【提示】上摇时吸气，下摇时呼气。

动作 20 抓 空

【动作】 自然站立，两脚分开与肩同宽。两臂自然下垂左右体侧。伸右臂，高举头顶前方，手指松开，掌心向外，右手向头前方用力一甩抓空握拳，立即使劲收回体侧原位。换左臂，用同样方法交替进行，左右共做32次。

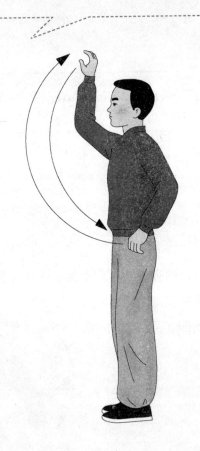

【提示】 手臂高举头顶时吸气，手臂收回体侧时呼气。

动作㉑　摇放辘轳

【动作】取站姿，右腿向前跨一步，两臂前伸，两手握空拳，手心向下，如摇辘轳，由上往下摇，右腿微屈，左腿伸直；由下向上摇，左腿随着微屈，右腿伸直，摇到胸前要挺胸后仰。摇16圈。换左腿跨前一步，两手放辘轳，方向相反，方法同上，摇16圈。

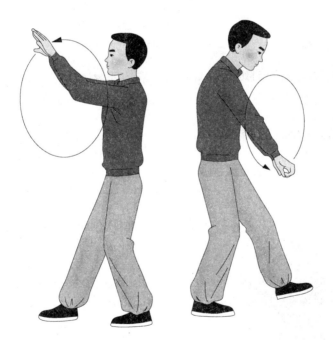

【提示】由上向下摇时呼气，由下向上摇时吸气。

动作22 摸鱼

【动作】 取站姿，左腿向前跨一步，伸直，右膝微弯，两肘平直，两手伸平并齐，从右向左划大圈。划到左前方，左腿微屈，右腿伸直，上身挺直向前倾；沿左胸向右划，左腿伸直，右膝微屈，上身挺直向后倾。划12圈。换右腿向前方跨一步，用同样方法，方向相反，再划12圈。

【提示】 上身挺直向前倾时呼气，上身挺直向后倾时吸气。

动作23 大转腰

【动作】 取站姿，两脚分开呈一肩半宽。两臂伸直举过头，沿上、左、下、右方向转6圈，下转时头稍低，两手到膝部；上转时，稍抬头，下身略后仰。用同样方法，方向相反，再转6圈。

【提示】 由上向下转时呼气，由下向上转时吸气。转圈时节奏要缓慢，防止摔倒。

动作 24　挖　泥

【动作】取站姿，两脚分开与肩同宽。两臂举在头顶两侧，手心向外。右手从右侧，左手从左侧下移，同时两腿慢慢下蹲，待两手移动到脚步前方时，手心转向上随身上托，两腿跟随慢慢直立。反复共做8次。

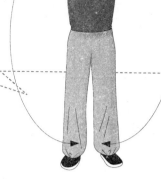

【提示】两臂上举时吸气，两腿慢慢下蹲时呼气。

动作 25　拍打膝盖

【动作】取站姿，双脚分开与肩同宽，上身微屈，掌心成碗状，双手交替拍打膝盖。共拍打32下。

【提示】打右膝吸气，打左膝呼气。在拍打的过程中，手一定要把膝关节扣住，而且一定要用力。在拍打后，你会感到膝盖和手掌都是火辣辣的。刚开始拍打时会有一些不适，继续拍打几天就会自然好转。

动作 26 回头看足跟

【动作】 取站姿，两脚分开与肩同宽。肘平屈，两手并齐放在左侧腰部，头向右后转动，带动上身，两眼看到右足跟时，双手随着转到右后方，吸气，双手向下按一下，呼气。然后头向左后转，用同样方法，交替进行共16次。

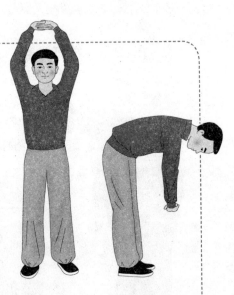

【提示】 注意保持身体平衡，防止摔倒。

动作 27 大弯腰

【动作】 取站姿，两脚自然分开与肩宽。两手交叉，手心向上，手臂往上伸直，连举3下，连续吸气3次；向前弯腰，两手向下慢慢按压3下，连续呼气3次。重复两次。两手交叉再举3下后，腰向右转，用同样方法从上向右脚面按3下。重复2次。腰向左转，从上向左脚面，用同样方法按3下。重复2次。

【提示】 初练时按不到脚面，经过锻炼，才能逐步达到。练习时腿要伸直，不能弯曲。冠心病患者需量力而行。

动作 28 前后弯腰

【动作】 在后腰处两手抱肘，上身向前尽可能弯腰，呼气。再尽可能向后仰，吸气。共做16次。

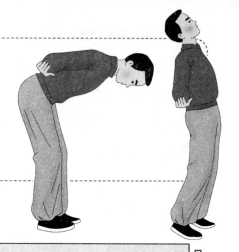

【提示】 注意保持身体平衡，防止发生意外。冠心病患者尤其需注意。

动作 29 转 腰

【动作】 取站姿，两手叉腰，两拇指在后掐住命门穴两旁各1.5寸的肾俞穴。先顺时针方向转腰，同时带动肚脐以下的两胯和两膝做小幅度旋转，转16圈。再逆时针方向旋转16圈。

【提示】 转向前时吸气，转向后时呼气，上身和两脚保持不动，两腿要伸直。此节与第二节转腰相同。重复练习一遍有助于消除以上各节弯腰活动可能引起的腰肌疲劳，防治外伤和闪腰岔气。

动作 30 转 膝

【动作】取站姿，两脚自然分开与肩同宽。上身稍微前俯，两腿下蹲，两膝并拢，两手手心分别扣紧左右膝盖，膝关节从右、前、左、后方向旋转16圈；反方向再转16圈。

【提示】向前转时呼气，向后转时吸气。

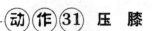

动作 31 压 膝

【动作】取站姿，两脚分开一肩宽。两腿伸直，上身前俯，两掌心分别扣住左右膝盖，用力压膝盖16次。

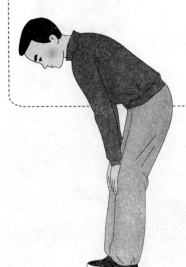

【提示】掌心下压时呼气，掌心起来时吸气。

动作 ③② 前踢腿

【动作】自然站立，双手叉腰，拇指在后，紧扣左右两侧的肾俞穴。右大腿抬平，吸气，脚尖向下，脚面绷直，右脚尖向前踢，呼气，右脚还原。换左腿，用同样方法前踢。交替进行，共踢32下。

【提示】年龄较大者做此练习要注意安全，防止摔倒。

动作 ③③ 原地小跳

【动作】自然站立，两臂向前平伸，手心相对，先右臂，后左臂，交替上下摆动，同时两腿交替抬高，一上一下原地跳动，脚平落地。共做32次。

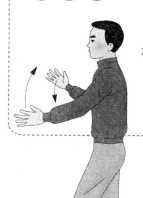

【提示】左腿抬高时吸气，放下时呼气。

动作 34 七 敲

【动作】一敲大陵穴：两手握空拳，拳心相对，两手腕关节横纹的正中两筋之间的大陵穴，对敲32次。有助于治疗心脏病、胸痛、胸闷，缓解紧张情绪。

二敲腕骨：两手握空拳，放松，右拳在上，拳心向上，左拳在下，拳心向下，放松，腕骨对腕骨，用力敲打16次。换左拳在上，用同样方法，再敲16次。有助于调整内脏功能，预防及治疗糖尿病。

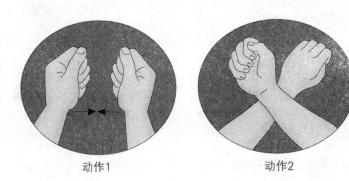

动作1   动作2

三敲合谷穴：双手握空拳，拳心向下，手臂向前平伸，用右拇指关节的高处敲左手合谷穴（拇、食两指张开，以另一手的拇指关节横纹放在虎口边缘上，拇指尖到达之处，就是合谷穴）16次；换左手，用同样方法敲右手合谷穴16次。预防及治疗颜面部位的疾病，如鼻炎、视力模糊、口齿疼痛、头痛及预防感冒。

四敲后溪穴：肘曲两手握空拳，拳心向里，第五掌骨小头后方的掌横纹头的两手后溪穴，对敲32次。放松颈项肌肉群，预防骨刺、骨头退化，主治头项强痛。

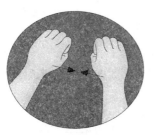
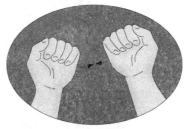

动作3　　　　　　　　　　　动作4

五叉虎口：两手拇指、食指分开，掌心向下，对叉虎口（相当于合谷穴），叉32次。预防及治疗手麻、脚麻等末梢循环疾病。

六叉八邪穴：两手十指张开，手心向里，十指对叉五指歧骨间的八邪穴，32次。预防及治疗手麻、脚麻等末梢循环疾病。

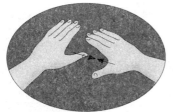
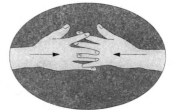

动作5　　　　　　　　　　　动作6

七打内劳宫：右拳掌骨高处敲打左手掌心的内劳宫穴。屈指握拳时，中指与无名指之间，即内劳宫。敲6次。换左拳敲打右掌心内劳宫16次。有消除疲劳、提神的作用。

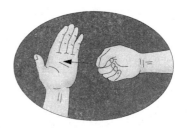

动作7

【提示】练习时可以根据自己的身体状态选择有针对性地敲打方法。

动作 35 八 打

【动作】 取站姿，右脚向前跨一步，左腿微屈，上身向前弯。一打三阴交：左掌心拍打右脚内踝骨直上四个横指处的三阴交穴，右掌心在右脚外侧对应处同时拍打24次；二打足三里：右掌心拍打右腿外膝眼下三寸、胫骨外侧一横指处的足三里穴，左掌心在右腿内侧对应处同时拍打24次；三打阳陵泉：右掌心拍打腓骨小头前下方凹陷处的阳陵泉穴，左掌心同时拍打侧对应处24次；四打风市、血海穴：直立时，两手垂直中指尖触到处是风市穴；髌骨内上缘二寸是血海穴。以右掌心拍打风市穴，左掌心同时拍打血海穴24次；五打箕门：以左掌心拍打血海穴上六寸处的箕门穴，右掌心同时拍打右侧对应处24次，然后两掌心从三阴交沿着腿的两侧向上连续拍打到箕门，再从箕门向下连续拍打到三阴交。右腿还原。换左腿向前跨一步，用同样方法拍打左腿各穴。拍打完毕，还原直立；六打居髎：（髋关节处）右掌心拍打右腿居髎穴，左掌心同时拍打左腿居髎穴24次；七打承扶：臀下蹲，右掌手指拍打右臀下横纹之中央处的承扶穴，同时左掌手指拍打左臀承扶穴24次；八打环跳：（在股骨大转子的后方，并足直立时出现的凹陷处）右掌心拍打右腿环跳穴，左掌心拍打左腿环跳穴24次。两掌心从两腿的居髎，经承扶同时连续拍打左腿环跳穴24次。两掌心从两腿的居髎经承扶同时连续拍打到环跳，再从环跳连续拍打到居髎。

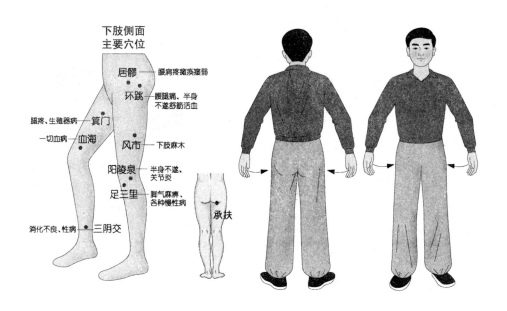

下肢侧面主要穴位

居髎 — 腰肩疼痛酸痪痿弱
环跳 — 腰腿痛、半身不遂舒筋活血
箕门 — 腿疼、生殖器病
血海 — 一切血病
风市 — 下肢麻木
阳陵泉 — 半身不遂、关节炎
足三里 — 脚气麻痹、各种慢性病
三阴交 — 消化不良、性病
承扶

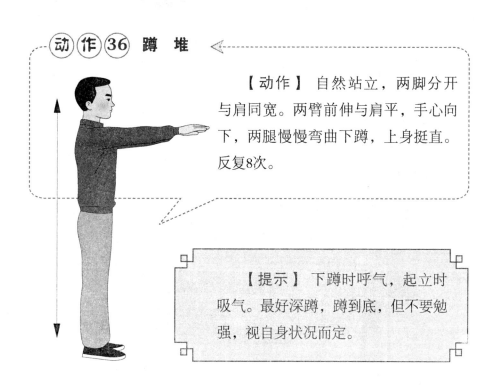

动作 36 蹲 堆

【动作】 自然站立，两脚分开与肩同宽。两臂前伸与肩平，手心向下，两腿慢慢弯曲下蹲，上身挺直。反复8次。

【提示】 下蹲时呼气，起立时吸气。最好深蹲，蹲到底，但不要勉强，视自身状况而定。

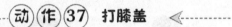

动作 37　打膝盖

【动作】 取站姿，两脚分开与肩同宽。膝关节微屈，右手掌拍打右膝盖一下；再用左手掌拍打左膝盖一下。交替进行，共拍打32次。

【提示】 拍打右膝盖时吸气，拍打左膝盖时呼气。

动作 38　抱后脑颠足跟

【动作】 双手交叉，抱住后脑颠足跟，脚跟颠起，然后再落地。一起一落为1次，共颠8次。

【提示】脚跟颠起时吸气，落地时呼气。颠脚跟时要收腹提肛。

动 作 39　托　腹

【动作】　取站姿，两脚分开一肩半宽。身体自然放松，两手交叉，手心向上，身下沉，两手托住小腹不动，两腿膝盖上下颠动200次。

【提示】　膝盖下颠时呼气，上颠时吸气。

动 作 40　左右蹬腿

【动作】　两手叉腰，拇指在后，紧扣肾俞穴。右腿侧屈收回，吸气，随即足跟用力向右蹬出伸直，呼气。换左腿用同样方法，交替进行。左右共做16次。

【提示】　初次练习时蹬腿不可过猛，以防拉伤肌肉或关节。

动作 41　后踢腿

【动作】 两手叉腰，拇指紧扣肾俞穴。右腿后屈，足跟踢臀部，然后腿落地。换左腿，用同样方法交替进行。左右共做16次。

【提示】 踢臀部时吸气，腿落地时呼气。注意保持身体平衡，以防摔倒。

动作 42　转脖颈

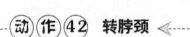

【动作】 两手叉腰，拇指在后，两眼微闭，头由右、下、左、上方向慢慢转6次。方向相反，用同样方法再慢转6次。

【提示】 向下转时，尽量低头，呼气；向上转时，尽量仰头，吸气。高血压患者不做"转脖颈"，改做"搓脖颈"。

动作 ④③ 搓脖颈

【动作】两手手掌紧按后脖颈，用力向左右来回搓32次。搓毕，右手掌紧紧抓住后脖颈的中央捏5下。

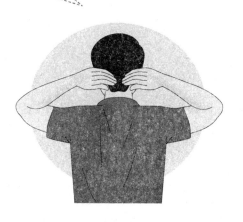

【提示】向左搓呼气，向右搓吸气。

动作 ④④ 揉搓压膝

【动作】左腿向前跨一步，伸直，右腿微屈，双手叠在一起，左掌在下，放在左膝上，从左、下、右、上方向揉16圈。揉毕，不要站立，双手上下搓膝16次。向下搓呼气，向上搓吸气。

搓毕，双手用力在膝盖上向后慢压16次。向下压呼气，掌心略起时吸气。压毕，左腿收回还原。换右腿，用同样方法做揉膝、搓膝和压膝动作。

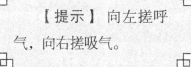

【提示】换右腿时，右手在下，左手在上。

动作 ④⑤ 洗 眼

【动作】 两手半握拳，眼微闭，两拇指弯曲，拇指背分别轻轻地压在左右眼球上，将上眼皮向内眼角晃动。晃32次。

【提示】 上眼皮向内眼角晃动时呼气，晃回时吸气。

动作 ④⑥ 摩眼皮

【动作】 两手中指腹轻轻地从左右两个内眼角顺着上眼皮往外眼角划圈，吸气；再往回沿下眼皮划到内眼角，呼气。共16圈。

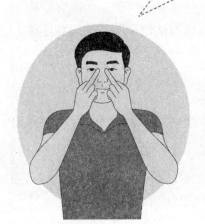

【提示】 按摩的力度宜轻柔，以感觉不到疼痛为宜。

动作 ④⑦　摩鱼腰

【动作】　两眼微闭，两手的中指和食指由两眉之间的印堂穴，分别沿眉毛用力横摩到太阳穴，吸气。手指离开太阳穴，呼气。反复做16次。

【提示】　按摩的力度不宜过大，以感觉不到疼痛为宜。

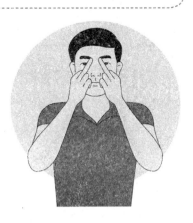

动作 ④⑧　晃承泣、四白

【动作】　两眼微闭，两手中指指腹压住承泣、四白，同时分别向里晃动，呼气；晃回吸气。共16次。

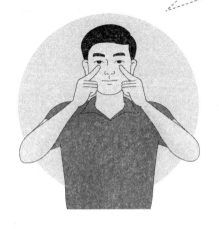

【提示】眼平视，瞳孔直下，在下眼眶边缘上即是承泣穴。眼眶下正中一横指处即是四白穴。

动作 49　揉睛明

【动作】左手叉腰，右手拇指和食指指腹轻轻地捏揉两眼内眼角的凸部，这是泪管头，手不离开，连捏带揉16圈。

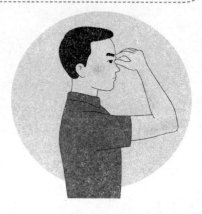

【提示】向下揉时呼气，向上揉时吸气。

动作 50　洗　鼻

【动作】两手中指指腹紧按鼻翼两侧，同时从两边鼻尖处挤一下，用力沿鼻梁向上搓到内眼角；再轻轻搓回鼻翼两侧。上下为1次，共做16次。

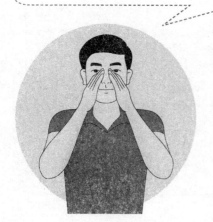

【提示】向上搓时吸气，搓回鼻翼时呼气。

动 作 51 按迎香

【动作】 双手食指按揉鼻翼两旁的迎香穴。共揉16圈。

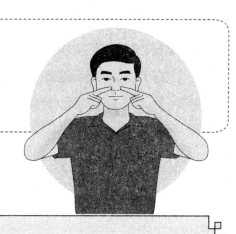

【提示】 向上揉时吸气，向下揉时呼气。

动 作 52 指 耳

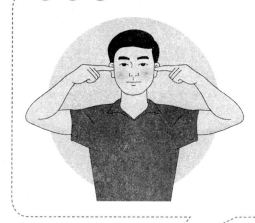

【动作】 双手握拳，食指伸直，分别捅进左右耳孔向前转3圈，再向后转3圈，往里一捅拔出来。共做8次。

【提示】 每圈向上时吸气，向下时呼气。

动作 53 震 耳

【动作】将两手掌心用力按压左右耳孔，其余四指按压后脑枕骨不动；把掌心骤然离开，可以听到耳膜的震动声浪。反复10次。

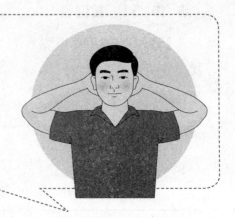

【提示】两掌心按压左右耳孔时吸气，骤然离开时呼气。

动作 54 搓 手

【动作】右腿跨前半步，伸直，左腿微屈。右手放在右膝上，左手心按住右手背，从手背用力搓到手指；从手指搓回手背。共32次。右腿还原，左腿跨前半步，用同样方法搓左手32次。

【提示】由手背搓向手指时呼气，从手指搓回手背时吸气。

动作 55 全身抖动

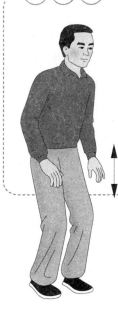

【动作】 全身放松，两臂自然下垂，两膝稍屈，一屈一伸，带动全身抖动。两手、两膝和全身肌肉、内脏、乳房、男子阴囊、女子阴部等，都有抖动感，上下牙齿也抖动。手、膝下抖时呼气，上抖时吸气。速度不宜太快。共200下。

【提示】 手和上肢有病，宜两手下垂；高血压和腿病患者，手呈90° 平放；腰疼和心脏病患者，手呈50° 斜放。

动作 56 干洗面

【动作】 两手掌心紧按两腮下部，手指向上，两中指分别按紧鼻两侧，用力向上搓擦，经过双眼到上额时，吸气，改变方向，右掌在前，手指向左，左掌在后，手指向右，继续用力搓擦，经过头顶到后颈时，呼气，两掌分开，右掌沿右脖颈，左掌沿左脖颈，回到两腮下部，共做16次。

【提示】 洗面时最好把手先搓热再洗面。

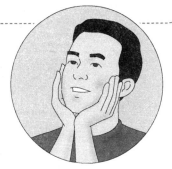

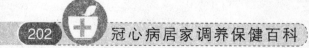

动作 57 十指干梳头

【动作】除拇指外，两手手指并列一字形置于前额头发边缘的中央，吸气，手心向后，用指尖和指甲向后梳头，经过头顶梳到后颈，呼气。反复16次；两手手指分别置于前额两角的头发边缘，吸气，向后梳，经过耳后到后脖颈，呼气。共做16次。

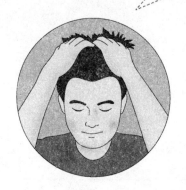

【提示】干梳头时手指要朝着一个方向梳，不可像拉锯似的梳。指甲要剪短，以免伤着头部皮肤。

动作 58 揉风池

【动作】两眼平视前方，两手拇指分别紧按两个风池穴，顺时针方向揉16圈，逆时针方向揉16圈。

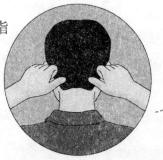

【提示】向上揉时吸气，向下揉时呼气。风池穴位于后脑枕骨下大筋外侧凹陷处的左右，与耳垂相平处。

动作 59　揉太阳穴

【动作】用两手拇指指腹分别压住左右两个太阳穴，顺时针方向用力按揉16圈，逆时针方向再按揉16圈。

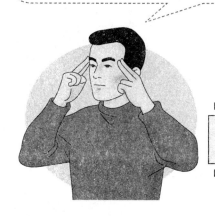

【提示】向上转时吸气，向下转时呼气。

动作 60　转眼珠

【动作】头颈保持不动，两眼珠同时顺时针方向转6圈，向前看一会儿，再逆时针方向转6圈。

【提示】眼珠转的幅度要大，尽量转到每个方向的顶点。

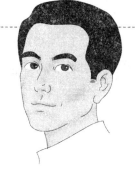

动作 61　双掌熨目

【动作】 手心相对，将两掌掌心合拢，用力搓，使掌心发热，然后将两掌心迅速按住眼珠，眼要睁开、睁大，使热源接触眼珠。双手手指向上，手掌心按住两眼周围，沿顺时针方向压揉16圈。沿逆时针方向再压揉16圈。

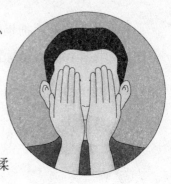

【提示】 向上转时吸气，向下转时呼气。

动作 62　鸣天鼓

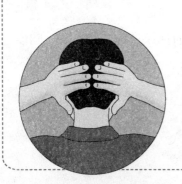

【动作】 两手紧紧按住两耳，听不到耳外声响，除拇指外，其余4指轻轻敲打小脑（脑后中央两条脖筋的上部高骨处），会听到咚咚击鼓声，共敲32下。

【提示】 手指敲打小脑时呼气，手指提起时吸气。

动作 63 搓耳

【动作】 将两手掌掌心置于两耳尖的上方，两掌向下搓擦，将耳尖压弯，盖住耳孔，搓到耳垂下部，呼气；再将耳垂推向上，使耳垂弯曲，盖住耳孔，吸气，反复搓到耳部发热为止。

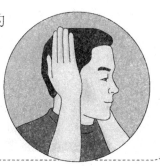

【提示】 搓耳前把手搓热，尤其是在冬天，有利于促进耳部的血液循环。

动作 64 揉耳垂

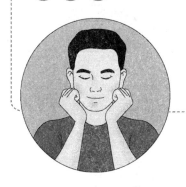

【动作】 食指在前侧，拇指在后，快速揉一次，轻轻将耳垂向下拉一下，然后将食指回到耳垂上部，共做32次。

【提示】 下拉耳垂时呼气，食指回到耳垂上部时吸气。

动作 65 叩 齿

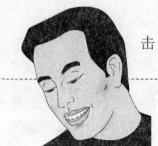

【动作】 两唇轻闭，上下牙齿互相叩击，用力自然适度，共32下。

【提示】 叩齿后产生的津液要咽下，不可丢弃。

动作 66 转 舌

【动作】 双唇轻闭，舌尖舔住上腭，舌尖顺时针方向在牙龈外嘴唇里转舌16圈，方向相反再转16圈，转毕，舌平放。

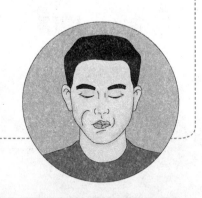

【提示】 转舌后口中产生的津液，即唾液，鼓塞漱口3下后咽下，不可吐掉。

动作 67　按揉内关

【动作】右手拇指肚按揉左内关穴，食指与中指托住背相对应的外关穴，顺时针方向按揉内关穴16圈，逆时针再揉16圈。换左手，用同样方法按揉右手内关穴。

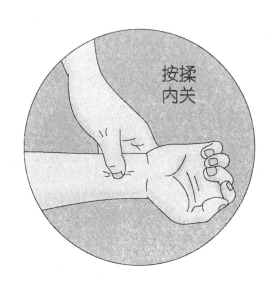

按揉
内关

【提示】内关穴位于手腕横纹正中直上两个拇指处，即两筋之间。

动 作 68 推搓涌泉

【动作】睡前用热水泡脚，浸热涌泉后，用右手手指和手掌心从足跟向前用力推擦涌泉，呼气，手掌搓回吸气，反复搓100～200下，以掌心和足心均有热感为宜。换左手用同样方法搓右脚涌泉。

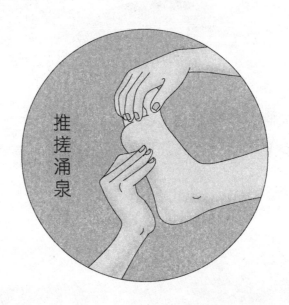

推搓涌泉

【提示】涌泉穴在人体足底，位于足前部凹陷处第2、3趾趾缝纹头端与足跟连线的前三分之一处，为全身腧穴的最下部。

第四章

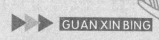

GUAN XIN BING

JU JIA TIAO YANG BAO JIAN BAI KE

按摩＋足浴，献给冠心病的中医疗法

一直以来，按摩、足浴养生治病备受关注，是花钱少、无痛苦的绿色疗法。事实上，冠心病患者也可以加以利用，患者只要找到相应的穴位，每天坚持捏按、泡脚就可以有效地减轻病痛，起到调养、调治的作用。

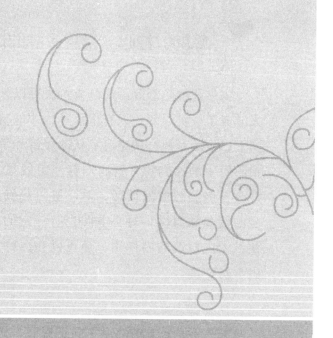

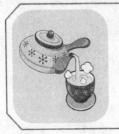

第一节 按摩护理，
用小成本赚取大健康

按摩是中华民族的"瑰宝"之一，它博大精深，恩泽于民。中医按摩的奥妙和它的显著疗效，是很多西医无法理解也无法感知的。尤其是在许多现代医学无法对抗的重大疾病上，中医按摩的辨证施治更胜一筹。下面就让我们看一下花钱少、无痛苦、疗效又好的中医按摩在治疗冠心病中的神奇效应吧！

 摩胸、拍心，常规保健助你"保心"

依靠药物防治冠心病是人们长期以来的普遍做法，因此也给很多人造成了一种误解：只有依靠药物才能减轻或缓解冠心病的症状。事实上，按摩对冠心病患者症状的缓解和消除也有一定的作用。抚胸和拍心对于消除胸闷、胸痛均有一定效果。腹式呼吸时，横膈运动帮助改善胸腹腔血液循环，对心脏可起到按摩作用，从而改善心脏本身的营养和血供，对心电图也有一定的改善作用。而且操作简单方便，无内服药的副作用，还可以在医师指导下做自我按摩，有兴趣者不妨一试。

1.抚胸

以一手掌紧贴胸部由上向下按摩，用两手交替进行，按摩32次，按摩时不宜隔衣。

2.拍心

用右手掌或半握拳拍打心前区，拍打48次，拍打轻重以患者舒适能耐受为度。在进行以上按摩时，要求腹式呼吸，思想集中，用意识引导按摩活动，并尽可能与呼吸相配合，每天按摩1次，1个月为1个疗程，连续3个疗程。

按揉内关，强壮你的心脏功能

经络治疗在古代也是相当重要的治病方法，它和脏腑治病是相辅相成的。经络治疗中，心包经是一条不容忽略的重要经络。所谓心包，就是覆盖在心脏外面的一层薄膜，当人体感受外邪时，它会首先帮助心脏进行抵御。因而，邪气侵犯心脏时，往往先是心包经受阻、瘀滞，继而才是心脏本身发生疾病。内关穴，它是心包经中的"首席穴位"，是防治心脏疾病的要点。

内关穴位于前臂内侧，有宁心安神、理气止痛之功效。常按压此穴，可以增加心脏的功能，缓解胸闷胸痛。除此之外，内关穴还能有效治疗以下多种症状：落枕用中指和大拇指同时按压内关穴和外关穴（外关穴在手掌外侧，和内关穴相对应处），这样能使两穴相透，交通气血，从而达到缓解落枕症状的目的。

具体操作：以一手拇指指腹紧按另一前臂内侧的内关穴位（手腕横纹上二指处，两筋之间），先向下按，再做向心性按压，两手交替进行。对心动过速者，手法由轻渐重，同时可配合震颤及轻揉；对心动过缓者，用强刺激手法，平时则可按住穴位，左右旋转各10次，然后紧压1分钟；心绞痛甚者，可加按心俞、膻中，以宽胸理气止痛；气急、胸闷者，可加按肺俞、定喘穴，以宣肺降气；脉微沉细者或慢性心衰水肿者，可加按复溜、阴陵泉，以利水消肿；阳亢者可加按合谷、太冲穴，以平肝潜阳。

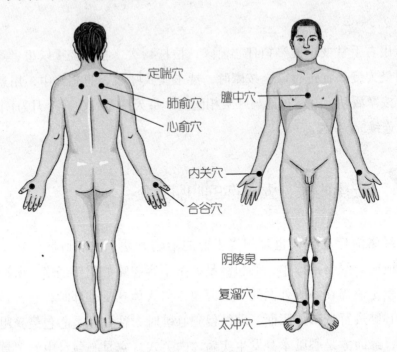

手掐中指根，缓解心绞痛的好方法

　　心绞痛是心脏病发作的常见症状之一，当发生心绞痛时，要立即停止活动，安静休息并消除紧张心理。立即使用备用药物：硝酸甘油0.3～0.6毫克，舌下含服，或硝酸异山梨酯（消心痛）10毫克含化；也可用易顺脉喷于口腔内；亚硝酸异戊酯一支，用纱布或手帕包住，将瓶压碎后放于鼻下吸入。也可用中药速效救心丸等含服。当家中备有简易吸氧装置时，如氧立得、氧气袋，立即给患者吸氧。

　　疾病并非听从患者的安排，很多时候是不可预测的，如果在没有药物可服用的情况下，该怎么办呢？建议你按压至阳穴位，以缓解心绞痛。

　　具体操作：操作者左手扶患者肩部，右手拇指和食指持五分硬币一枚，将硬币边缘横放于至阳穴上，适当用力按压，约需按压3分钟以上。至阳穴位于两侧肩胛下角内连线与脊背正中线之交点。

另外，也可用手指掐患者中指甲根部，让其有明显疼痛感，一压一放交替进行，持续3～5分钟，可使心绞痛得以缓解。

经上处理，若症状仍无缓解，应速送就近医院治疗。情况特别危急时，应拨打"120"急救电话。

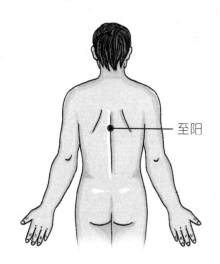

至阳

 自疗按摩法，缓解冠心病

冠心病常出现心绞痛、心律不齐、心肌梗死及心力衰竭等，是中老年人心血管疾病中最常见的一种。中医学认为，发生本病的主要原因是"气滞血瘀"，与心肝脾肾等脏功能失调有关。自我按摩可作为冠心病的辅助治疗和预防性治疗，适用于症状缓解期。但病情较重时应采取中西医急救措施。

首先做好身体的准备工作。取坐位，腰微挺直，双脚平放与肩同宽，左手掌心与右手背重叠，轻轻放在小腹部，双目平视微闭，呼吸调匀，全身放松，静坐1～2分钟。继而按步骤进行以下项目。

1. 振奋阳气，通络镇痛——按揉大椎穴

具体操作：大椎穴位于第七颈椎棘突（低头时可在颈部摸到的突出）下，与两肩峰相平处。将右手中指指腹放于大椎穴上，食指、无名指、小指等附于穴位旁，适当用力按揉0.5～1分钟。

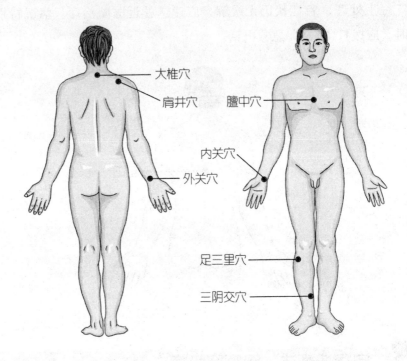

2. 放松肌肉，活血通络——拿捏肩井穴

具体操作：肩井穴位于大椎穴与两肩峰连线的中点处。用一手拇指与食指、中指对合用力拿捏对侧肩井0.5～1分钟。双肩交替进行。

3. 活血通络，疏经止痛——捏腋前

具体操作：将一手拇指放在对侧腋前，其余4指放在腋窝下，对合用力捏拿腋前肌肉0.5～1分钟。双侧交替进行。

4. 宽胸理气，清心除烦——摩揉膻中穴

具体操作：膻中穴位于两乳头连线正中。将右手掌掌根紧贴膻中穴，适当用力顺时针、逆时针摩揉0.5～1分钟。以局部发热为佳。

5.宽胸理气，健脾和胃——团摩上腹

具体操作：将左手掌心叠放在右手背上，右手掌心放在上腹部，适当用力做顺时针环形摩动0.5～1分钟。以上腹部发热为佳。

6.调中和胃，理气止痛——分推肋下

具体操作：将双手四指并拢，分别放在同侧剑突（胸部正中骨头的下端）旁，沿季肋（胸腔下缘）分推0.5～1分钟。

7.安神镇静，和胃理气——合按内关穴、外关穴

具体操作：内关穴位于手掌侧腕横纹正中直上2寸，两筋之间；外关穴位于手背侧腕横纹正中直上2寸，尺桡两骨之间，与内关穴相对。将一手的中指和拇指放在另一手的内关穴和外关穴上，两指对合用力按压0.5～1分钟。双手交替进行。

8.补脾健胃，调和气血——掐按足三里穴

具体操作：足三里穴位于外膝眼下3寸，胫骨外侧约1寸筋间处。将双手拇指指尖放在同侧足三里穴上，其余四指附在小腿后侧，适当用力掐按0.5～1分钟。双下肢交替进行。

9.交通心肾，宁心安神——揉按三阴交穴

具体操作：三阴交穴位于内踝尖上3寸处。将左（右）下肢平放在对侧膝上，右（左）手拇指指腹放在三阴交穴上，适当用力揉按0.5～1分钟。双穴交替进行。

在进行以上按摩时，要求腹式呼吸，腹式呼吸时横膈运动帮助改善胸腹腔血液循环，对心脏可起到按摩作用，从而改善心脏本身的营养和血供。患者及操作者都要思想集中，尽可能与呼吸相配合，每日按摩1次，1个月为1个疗程，连续3个疗程。同时，患者要注意保持心情舒畅，注意劳逸结合，避免剧烈活动。

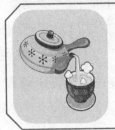

第二节 中药足浴，

安全有效的保心"瑰宝"

　　足浴疗法历史悠久，其效用有口皆碑。从中医角度看，人的脚上有反射区和众多穴位，当人们有选择地用中药泡脚时，就会刺激脚上的穴位和反射区，从而促进气血运行、温煦脏腑、通经活络，促进脚部乃至全身的血液循环，从而加快身体的新陈代谢，起到调解全身、防治冠心病的作用。下面我们就来仔细了解一下，在治疗冠心病方面，足浴疗法是如何保心健身的！

 足浴能保心，疏通血脉保健康

　　足浴疗法是通过药液浸泡洗脚而起治疗作用的，它既有穴位的刺激作用，又可通过经络的作用使药物发挥功效，是治疗高血压的一种简便易行的自然疗法。

　　足部与人体经络系统有着密切的关系，在人体十二正经和奇经八脉中，足部是足三阴经及阴维脉、阴跷脉之源，足三阳经及阳维脉、阳跷脉之终止，足部通过经络与人体的脏腑紧密相连，各脏腑器官在足部都有一定的分布区域和各自的反射区，足部还有丰富的血管神经组织、躯体感受器和内脏感受器。

　　外洗足部通过对血管、神经及感受器的刺激，借经络的传导，发挥药物的功效，可达到调节脏腑功能、防病治病的目的。足浴疗法既有穴位的刺激作用、药液的温热作用，又有药物的药理作用。通过药液的温热作用和穴位的刺激作用，可促进血液循环，增强代谢，调节神经系统功能；药液中的药物溶解于水中，通过皮肤吸收而作用于人体，根据冠心病的不同发病机制，选择相应的天然药物，可发挥活血止痛、温阳通络以及化痰泄浊、活血安神等治疗作用，从而达到疏通血脉，扩张血管，增强新陈代谢，缓解冠心病引起的心悸不宁、气短或气不足、胸闷或心前区隐痛、畏寒肢冷、面色苍白等症状，使患者在家也能对心脏做良好的保养。

足浴疗法有四大优势

足浴治病的优点很多，较之其他治病方法，有其以下几个方面的优势和特点：

1.安全、无毒副作用

足浴作为一种保健和治疗的方法是十分安全的。其一，足浴治病没有任何风险，不需要任何手术和医疗手段，不会因为医生主观的失误或客观的意外事情而造成患者肉体和精神的痛苦。其二，每一种药物进入人体后，都会产生或多或少的毒副作用，不论是西药还是中药都是如此，有人认为中药没有毒副作用，这是没有科学根据的，只能说中药的毒副作用与西药相比，危害程度小而已。据有关资料表明，我国每3年便有10多万人死于滥用药物，这不得不引起人们的高度重视。而足浴疗法因其没有经过人体肠胃的吸收，而能避免这一问题的发生，不会产生任何毒副作用。

2.无痛苦

怕痛怕苦好像是天生的。每一位患过病的人，都会对就医带来的针药痛苦记忆深刻，尤其是小孩儿，每到医院看到穿白大褂的医护人员就有一种恐惧感。那种吃药的苦楚，打针、手术及手术后的痛感甚至让很多成年人也望而生畏，心有余悸。假如不用打针、吃药、手术就能治病，那真是不幸中的万幸，是广大患者的共同愿望。而足浴疗法不但可以做到无痛苦，并且在泡过双脚后，还会让人感到舒适、轻松、愉快。这也是从古至今足浴疗法深受人们喜爱的原因之一。

3.方便、有效

谈到方便，大家对求医看病一定会感觉到十分麻烦，时间耗费太多。诸如挂号、候诊、划价、付款、取药、检查等都必须排队，高峰期间得排长队，耗时不少。而如冠心病这样的慢性病，需要长期跑医院接受治疗，不便之处就更多了。而足浴疗法可以为广大民众提供方便，它不受任何时间、地点、人物的限制，随时可被大家采用，非常方便。据说，最近又有人发明了一次性塑料足浴盆，既便于携带，又干净卫生，给经常出门在外的人士提供了方便，也为普及足浴疗法增添了一种新的工具。

此外，一种医疗保健方法能否延续，能否受到老百姓的欢迎，关键要看它的效果如何。假如没有疗效，谁也不会白花时间与物力。经过长期的临床实践证明，足浴疗法能促进血液循环、通经活络、温灼脏腑、刺激神经末梢，对人体有确切的保健医疗价值。经常给双脚以热浴和按摩，能有效揉碎并驱散沉积物，促进血液循环，平衡和改善身体电磁场，调整阴阳平衡和神经功能，加速肌肉纤维和细胞分子的运动，迫使毛细血管扩张和收缩，从而调动和增强人体器官自身的抗病潜能去战胜各种疾病因子，达到强身健体的功效。有一首顺口溜说得很好："春天洗脚，升阳固脱；夏天洗脚，暑湿可祛；秋天洗脚，肺润肠濡；冬天洗脚，丹田温灼。"这是有识之士对足浴疗法作用的总结，足浴疗法作为一种保健治疗手段能流传至今的原因也就在此。

4.经济实用

足浴疗法花费少、收效大，既简便易行，又方便实用，非常适用于冠心病患者防病治病。

 ## 注重足浴水、器具及足浴时间的选择

1.足浴水的选择

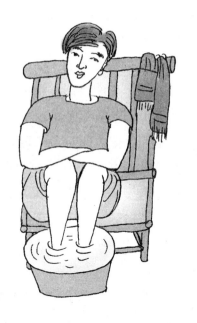

我们在家里足浴，足浴水一般取自来水、河水、井水、山涧水、矿泉水为基本用水。假如条件允许，应尽可能选用井水、自来水、山涧水或矿泉水。河水、溪水所含的有害物质（如化肥、农药）含量很高，则不宜用来足浴。因为用这样的水足浴，在温度的作用下，随着毛细血管扩张，人体皮肤对这类有害物质会大量吸收，不但对人体无益，反而会带来事与愿违的恶果。因此，受污染的水源不应作为足浴水的水源。对于冠心病患者来说，足浴水除应具备清洁、卫生外，加入平肝潜阳、熄风宁心的药物更佳。

此外，足浴水的温度也应有所控制，一般应在38～43℃之间为宜。但由于个体差异的不同，少数人可耐受高达45℃的足浴水，但最好不要超过45℃。通常应从38℃开始，逐渐增至40～42℃。当然，温度的选择还要依据不同的个体和足浴时间长短来定。总之，足浴水的温度应该依据个人足浴后的反应来确定，以足浴后感觉轻松、舒适为宜。

2.足浴器具的选择

（1）质地的选择：足浴用的容器以木制盆为好。因木制盆散热较慢，有利于保温。假如去商场购买足浴盆的话，应该购买正规厂家生产、经国家有关部门认证的无毒无害的足浴盆。不论是哪一种足浴盆，总的要求是无害、安全、保温性能好。

（2）高度的选择：一般来说，足浴盆的高度最好能超过20厘米高（没过踝关节），宽度则以能容纳双脚即可。假如足浴盆太矮，热水浸泡的位置就低，浸泡到的下肢皮肤面积也就相对较少，因此，足浴的效果自然要差些。需要提醒的是，足浴时坐的椅子不能太高，也不能太矮，应高低适中，以保证身体的姿势处于舒适状态为宜。

（3）结构的选择：目前，市面上销售的足浴盆的结构有简单的，也有复杂的。比如，仅通过电源来控制水温的足浴盆，其结构比较简单，功能是能自动控制水温并保持恒温，这样一来既可节约用水，又可避免因频繁添加热水而给使用者带来不便。另外，有的厂家为提高足浴的保健效果，还给足浴盆设计了足底按摩器，有的还安装有固定频率的振荡器，结构相对复杂。其优点是能够一边足浴一边按摩足部，既节省了时间，又增加了足浴盆的功能，让使用者在足浴的同时，还做到了保健与享受同时兼顾，真是一举多得，当然价格也自然要贵一些。应该说这些足浴盆各有特点，每个人可根据自己的喜好、习惯和经济实力选购一种适合自己的足浴盆。

此外，煎煮中药的汤锅最好是铁锅、沙锅或不锈钢锅，这样可以减少污染，防止有害物质侵入人体。

3.掌握足浴的最佳时间

冠心病患者一般需足浴45分钟左右方能收效明显，并需与熏蒸相结合。此外，还须根据患者具体情况，如所处地域、性别、年龄、气候情况、气温高低、工作性质及足浴后的自我感受进行因人而异、因时而异、因地而异、因病而异的调整。如身体虚弱者，应控制在30分钟左右。

此外，足浴的次数可每日安排1～2次，可根据个人身体状况加以调整。

冠心病患者足浴的注意事项

1.忌空腹时足浴

因为在足浴的过程中身体会消耗很多热量，尤其在糖原储量较少时，更容易因血糖过低发生低血糖性休克。

2.忌餐后立即足浴

如果饭后立即足浴会因温度的升高、热量的刺激，使皮肤血管膨胀，消化器官中的血液相对减少，从而妨碍食物的消化和吸收。

3.忌足浴当风

足浴的温度通常会引起全身出大汗，这时候避风是很重要的，否则不仅会引起感冒，还会引起腰腿痛，发展为长年不愈的慢性病。

4.忌水温过高

足浴水温一般以38～43℃为好，如果水温过高，使人体热量不容易散发，容易发生虚脱，甚至烫伤，因此水温切忌过高，通常应从38℃开始，逐渐增至40～42℃。当然，温度的选择还要依据不同的个体和足浴的时间长短来定。

5.忌用力搓擦皮肤

有人足浴喜欢拼命搓擦皮肤，造成表皮细胞损伤，甚至出血，这会使皮肤这一人体自然防线的抗御能力下降，在皮肤微细胞破损处细菌或病毒会乘虚而入。

6.不宜在旅行期间足浴

足浴应尽量在家中进行，以避免交叉感染。如出差在外或外出旅游，必须到经营性的泡足屋足浴，应选择卫生条件较好的地方，需更换泡足塑料袋，做到一人一袋，应避免与他人混用，以免传染上足癣、疥疮、肝炎等传染病。

常用保心足浴秘方

方1 芥子止痛方

【配方】白芥子适量。

【用法】将白芥子研为细末，每取200～500克。将芥子末以少量水调成糊状，直至出现芥子油气味，倒入浴盆中，冲入温热水适量足浴，每日1次，每次10～30分钟。

【功效】活血化瘀。适用于冠心病心悸、心绞痛。芥末浸浴对皮肤有强烈的刺激感，使皮肤血管扩张充血，有增强新陈代谢和减轻疼痛的作用。

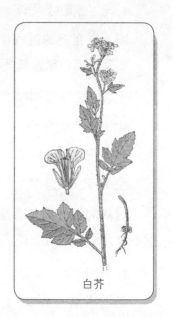

白芥

方2 活血止痛方

【配方】红花、麻黄、桂枝、泽兰各等量。

【用法】将诸药择净，同放锅中，加清水适量，浸泡5～10分钟后，水煎取汁，放入浴盆中，待温时足浴，每日2次，每次10～30分钟，每日1剂，连续3～5天。

【功效】活血止痛，温阳通络。可缓解冠心病引起的瘀血、胸痛等症。

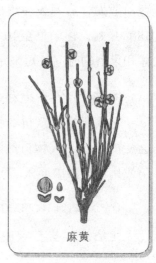

麻黄

方3 菖蒲山楂方

【配方】菖蒲60克，生山楂50克，桃仁40克。

【用法】将以上3种中药同入锅中，加水适量，煎煮30分钟，去渣取汁，与3 000毫升开水同入泡足桶中。先熏蒸，后泡足。每次30分钟，每晚1次。10天为1个疗程。

【功效】化痰泄浊，活血安神。主治痰瘀中阻型心脏病，症见心慌气短、胸闷、痰多、饮食减少或有恶心、舌苔白腻、脉弦滑。可见于风湿性心脏病、冠心病、心脏神经官能症等心脏病。

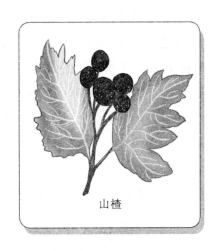

山楂

方4 薤白丹参方

【配方】薤白（野小蒜）60克，丹参30克，川芎15克。

【用法】将以上3种中药同入锅中，加水适量，煎煮30分钟，去渣取汁，与3 000毫升开水同入泡足桶中。先熏蒸，后泡足。每次30分钟，每晚1次。10天为1个疗程。

【功效】温通心阳，活血化瘀。主治心阳不足型心脏病，症见心悸不宁、气短或气不足、胸闷或心前区隐痛、畏寒肢冷、面色苍白。

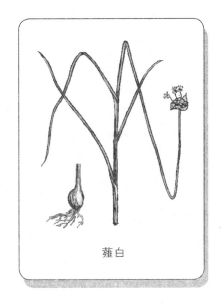

薤白

方5 人参叶桂枝方

【配方】人参叶、制附子各20克，桂枝30克。

【用法】将以上3种中药同入锅中，加水适量，煎煮30分钟，去渣取汁，与3 000毫升开水同入泡足桶中。先熏蒸，后泡足。每次30分钟，每晚1次。10天为1个疗程。

【功效】温通心阳，活血化瘀。主治心阳不足型心脏病，症见心悸不宁、气短或气不足、胸闷或心前区隐痛、畏寒肢冷、面色苍白、唇甲淡白、舌青紫或紫暗、脉律不齐。见于冠心病、风湿性心脏病。

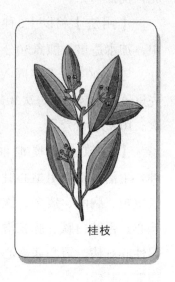

桂枝

方6 三根方

【配方】老茶树根100克，榆树根80克，茜草根50克。

【用法】将以上3种中药同入锅中，加水适量，煎煮30分钟，去渣取汁，与3 000毫升开水同入泡足桶中。先熏蒸，后泡足，每次30分钟，每晚1次。10天为1个疗程。

【功效】强心活血，清热化痰。主治心脉淤阻型心脏病，症见心慌不宁、头晕乏力、唇甲青灰、胸闷心痛、舌质暗灰或青紫有瘀点、脉律不齐等。可见于冠心病、风湿性心脏病、肺心病等心血管疾病。

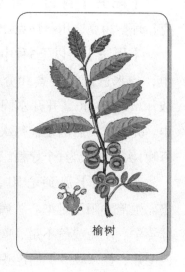

榆树

方7　莱菔子海藻方

【配方】莱菔子50克，海藻60克，制半夏40克。

【用法】将以上3种中药同入锅中，加水适量，煎煮30分钟，去渣取汁，与3 000毫升开水同入足浴桶中。先熏蒸，后泡足。每次30分钟，每晚1次，10天为1个疗程。

【功效】化痰泄浊，活血安神。主治痰淤中阻型冠心病，可逐渐缓解心慌气短、胸闷、痰多、饮食减少或有恶心、舌苔白腻、脉弦滑。

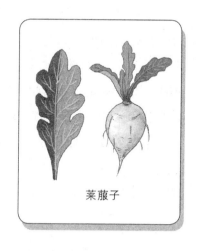

莱菔子

方8　薤白桂枝方

【配方】薤白30克，桂枝、枳壳、陈皮、川芎、红花、赤芍、当归各10克，檀香6克。

【用法】将上药加清水适量，煎煮30分钟，去渣取汁，与2 000毫升开水一起倒入盆中，先熏蒸心前区，待温度适宜时泡洗双脚，每天1次（秋冬季每天可早晚各1次），每次熏泡40分钟，10天为1个疗程。

【功效】宽胸理气，活血通脉。用于治疗冠心病，缓解心慌气短、胸闷、痰多、头晕乏力等症状。

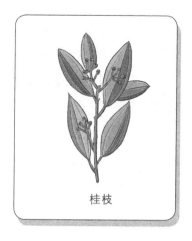

桂枝

方9　当归玄参方

【配方】当归、玄参、银花、丹参、甘草各30克。

【用法】将上药加清水适量，煎煮30分钟，去渣取汁，与2 000毫升开水一起倒入盆中，先熏蒸心前区，待温度适宜时，泡洗双足，每日早、晚各1次，每次熏泡40分钟，10天为1个疗程。

【功效】活血化瘀，解痉止痛。主治冠心病、胸痹气短、心痛，能治疗肝区刺痛及肾绞痛。

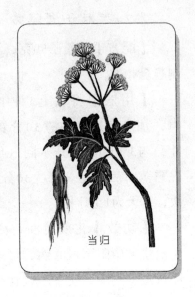

当归

方10　苦参甘草方

【配方】苦参45克，炙甘草15克。

【用法】将上药加清水适量，浸泡20分钟，煎数沸，取药液与1 500毫升开水同入足浴盆中，趁热熏蒸心前区，待温度适宜时泡洗双脚，每日2次，每次40分钟，15天为1个疗程。

【功效】适用于冠心病心律不齐、期前收缩（早搏）症状。

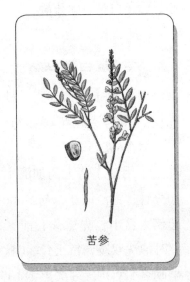

苦参

第五章

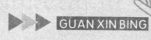

GUAN XIN BING

JU JIA TIAO YANG BAO JIAN BAI KE

科学用药，"中西合璧"疗效好

人常说"是药三分毒"，这里一方面强调了能不吃药就尽量不要吃药，另一方面也说明药不能随便吃，要对症服用。事实上，许多病不吃药还真不行，如果听之任之的话，很有可能会酿成严重后果，也因此，对患者而言，药就是与疾病斗争的"武器"，杀死病菌以及病毒或寄生虫；有的可以增强人体的抗病能力；还有的改善人体生理功能，从而促使病情好转，恢复健康。冠心病患者该如何用药，本章——道来。

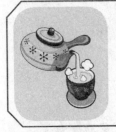

第一节 用药指南：

保心也需按"原则"办事

　　用药如用兵，用得好，就能起到事半功倍的疗效。但现实生活中，却有很多冠心病患者用药不对症，甚至为了让疾病赶紧好，而自作主张随意加大用药剂量，或是服药不按时，想起来就吃，忘记了就少吃，如此等等，不仅不能缓解病情，甚至还会贻误疗治时机，危及生命。为此，本章结合患者实践，将冠心病用药常识有效运用到生活当中，解决实际问题，使更多的冠心病患者朋友能够真正成为自己的医师。

 ## 对症、对时，冠心病患者用药有原则

　　冠心病在临床中是老年人常见病。临床用药多采用每日3次服。然而，近年来研究表明，根据"生物钟"节律采取"时辰服药"可以提高药效。

　　冠心病心肌缺血发作也有昼夜节律。冠心病心肌缺血发作大多数为无症状性心肌缺血。据研究，有心绞痛的患者有心肌缺血症状也仅占25%，75%为无症状性心肌缺血。动态心电图检测发现，心肌缺血有两个高峰，主峰在上午6～12时，次峰为晚上18～24时，又以头一个高峰明显。

有报道称，在睡醒后头4～6小时内心肌缺血次数为全天的30%～40%。上午7～11时最易发生心源性猝死与心肌梗死。上午交感神经活动增强，儿茶酚胺水平升高，血压升高，心率加快，心肌耗氧增加，使心肌缺血加剧，引起心肌电生理不稳定，从而易发生严重心律失常而导致猝死。上午6～9时，血小板聚集性增加，人体抗凝系统功能降低，纤维蛋白原增加，血黏度增加，从而易形成血栓，发生脑血栓与急性心肌梗死。

因此，建议冠心病患者除了根据自己的病型有针对性选择药物之外，还要严格遵守医生指导，把握适合患者自身的服药时间。比如，早上一醒过来就尽早使用硝酸酯类制剂，如硝酸异山梨酯（消心痛）、单硝酸异山梨酯

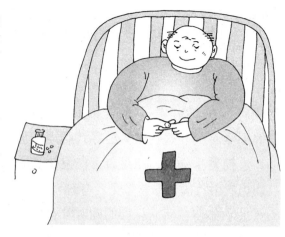

或硝酸甘油等。因为早晨醒来的时候，是人体缩血管物质如儿茶酚胺释放的高峰期，而此时冠状动脉的张力也最高，心脏需氧量增加，冠心病患者往往在这个时候容易发生心肌缺血和室性心律失常，因此这段时间为冠心病发病的"清晨峰"。再加之上午6～9时，又是促进血凝的物质如血小板的黏聚力最强，而这段时间人体抗凝物质如纤维蛋白溶酶原的活性恰恰最低，故清晨是冠心病最危险的时辰，容易发生心绞痛、心肌梗死或猝死。

晚上睡前服用抗血小板聚集药，如小剂量阿司匹林最为理想，因在次日上午仍可存在抗凝作用，这对预防夜间发生脑血栓形成，清晨发生心肌梗死都有重要意义。

当然，近年冠心病药如银杏叶制剂（百路达）、斯泰隆、维奥欣等，对治疗冠心病也有相当良效。服用方法可按医嘱或说明书服。小剂量阿司匹林可抗血小板聚集。有人提出，睡前服用小剂量肠溶阿司

匹林（60～120毫克），可预防夜间脑血栓的形成。总之，有高血压、冠心病的老年人，按时辰服药往往可收到事半功倍的效果。此外，不同药服用时也有不同的时间要求，比如β－受体阻滞剂美多心安（美托洛尔）在晨起服用，可控制住上午心肌缺血发作；不宜晚上服用，否则易使心率减慢。再者，要特别注意的是，老年人心功能差，故一定要在医生指导下方可用药。

 ## 益气活血，治疗冠心病需疏通血脉

中医学在心血管疾病诊断治疗方面有独特的见解。中医学认为心绞痛属于"胸痹"，多与寒邪内侵、饮食不当、情志失调、年迈体虚等因素有关。这些因素会导致胸中气血闭阻不得宣通，心脏机能失调，进而发生胸痹，严重者可能发生真心痛（即心肌梗死）。心血管疾病患者中气虚者非常多见。有统计显示，约80%的冠心病患者可辨证为气虚。如何在活血化瘀的同时补益中气，成为能否更好发挥疗效，提高患者生活质量的关键所在。

针对血瘀患者，使用活血化瘀药物治疗效果良好，心肌缺血症状改善明显。但化瘀药大多耗气，使用后患者会发生气虚的状况，尤其老年患者更加明显，心脏比治疗前可能更加虚弱。气为血帅，气旺则血畅。故对血瘀伴有气虚的患者，同时使用益气药物非常重要。即使有些患者目前没出现气虚征象，也应在化瘀之时佐以益气，也就是疏通血管的同时保证心脏功能的良好改善。

益气中药首推黄芪。其补气之功最优，故推为补药之长。众多中医专家认为大凡益气活血之方必用黄芪。黄芪味甘，性温。具有补气固表、利尿排毒、排脓、敛疮生肌之功效。药理分析显示其对人体有益的功效达到10余项，是不可或缺的益气佳品。

除了益气之外，活血也是一个重要方面。而且活血的中药很多，如丹参、三七。丹参味苦、微辛，性微寒，具有活血祛瘀、养血安神、凉血消肿的功效。很多成药中含有丹参成分。已经证实丹参对于血液、血管及心脏具有多靶点作用，从而发挥心绞痛的治疗效果。三七性温，味甘、微苦，具有散瘀止血、消肿定痛之功效，也是很多成药中使用的药材。

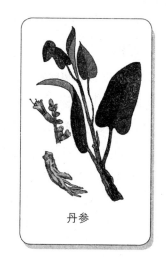

丹参

结合以上益气和活血两者来看，可选用"益气活血汤"。

组成：党参（人参）15克，麦冬12克，五味子8克，瓜蒌皮15克，桂枝8克，丹参15克，川芎15克，赤芍15克，莪术15克，红花10克。

功效：温阳益气，活血通脉。

主治：冠心病心绞痛（胸痹心痛）。

加减：心气虚衰，心功能不全者，加温阳强心的制附片、黄芪、刺五加、万年青，去瓜蒌皮；心阳不足，心动过缓者，加强心助阳的制附片、麻黄、细辛、鹿角片；心气不匀，心律不齐者，加强心调心律的苦参、万年青、当归、珍珠母；心肾两虚者，加补肾助阳的仙灵脾、仙茅、巴戟天、杜仲；血瘀阳亢，血压偏高者，加化瘀降压的天麻、桑寄生、野菊花、葛根、益母草；气滞血瘀，心绞痛频作者，加活血止痛的玄胡、罂粟壳、乳香、没药；血瘀痰盛，血脂偏高者，加健脾降脂的决明子、荷叶、山楂、苦丁香、三七；血瘀脉涩，血黏稠度高者，加活血抗凝的水蛭、虻虫、海藻。

 ## 心绞痛用药须知"二三四"

所谓"二"指的是心绞痛药物治疗的两个主要目的：一是通过扩张冠状动脉或者减少心肌血氧的消耗，达到终止心绞痛的目的；二是长期缓慢地扩张冠状动脉，使发生狭窄的血管周围动脉扩张、增粗，逐渐建立侧支循环，以便改善心肌缺血状态。

所谓"三"是指心绞痛用药治疗时要坚持"三心"，即信心、耐心和恒心。据有关资料分析，即使属于较重的心绞痛患者，只要坚持合理用药，90%以上均能控制，无须进行有一定危险的手术治疗。有人顾虑长期服药会产生耐药性（为此不敢服药），这种担心是没有必要的。因为治疗心绞痛的药物种类很多，各种药物交替使用，可减少耐药的几率。若病情恶化（如发生急性心肌梗死），说明常用药物不再适合，须改换其他药物。

所谓"四"指的是心绞痛治疗的四类药物。即硝酸酯类、钙离子拮抗剂、β-受体阻滞剂、中草药。这里以比较常用的硝酸酯类为主做一个简单的介绍。

1.硝酸酯类

此类药是治疗冠心病心绞痛的基础药物。其中包括速效的硝酸甘油，即"三硝"。当心绞痛突然发作时，将一片（0.5毫克）"三硝"放在舌下含化，一般1～2分钟即可缓解。因为硝酸甘油有扩张血管的作用，可造成血压下降。因此，不可大量连续用药。若1～2片药物不能缓解，应考虑急性心肌梗死的可能，需住院进行诊治。

另一些药属于作用时间较长的，如硝酸异山梨酯（消心痛）（即二硝）、长效甲硝酸异山梨酯（心痛治、德脉宁）等。前者每次口服2片（10毫克，也可用作紧急情况下口含用），每日3～4次，起持续预防心绞痛的作用。

硝酸甘油片需放在褐色小瓶内保存，并要避光、防潮、防热。如药片放在舌下无辛辣感，说明药物存放过久，已经失效。保健盒里的硝酸甘油应半年左右更换一次。有人初期服用上述药物会产生头痛、头胀，这是药物引起脑血管扩张的结果。因此，用药初期应从小剂量开始，如先从1/3或1/2片用起，以后逐渐增加到常用量；或先在饭后服药，减缓药物吸收的速度，待习惯后再改为空腹用药。

最近还出现一种硝酸甘油贴片，用时将药膜贴在皮肤较薄处，如胸前等部位，每24小时更换一片。由于药物被缓慢、均匀地吸收，血液中药物浓度平稳，可防治夜间心绞痛发作，也可避免患者夜间起床服药，影响睡眠。

2.钙离子拮抗剂

常用的有维拉帕米（异搏定）、硝苯地平（心痛定）、地尔硫（硫氮酮）。硝苯地平还具有降低血压的作用，因此适用于高血压并发心绞痛的患者。每日用药3～4次，每次10毫克。

3.β-受体阻滞剂

常用药有普萘洛尔（心得安）、阿替洛尔（氨酰心安）、美托洛尔（倍他乐克）、康心等。这类药除可减少心肌耗氧量外，还有明显减慢心率的作用。心绞痛发作的同时合并心率快的患者，适宜用此类药物。普萘洛尔每次一片（10毫克），每日3～4次。哮喘患者禁用。

4.中草药

因为冠心病心绞痛在中医学上属于血瘀、痰阻、阳虚等症，因此治疗上则为活血化瘀、宣阳通痹、开胸祛痰。常用的中成药有冠心苏合丸、速效救心丸、复方丹参滴丸、参芍片、地奥心血康、舒心口服液、活血片、三七片等。

心绞痛用药不可千篇一律

治疗心绞痛，近年来医学界的专家们提出了"金三角"方案，即他汀类药物+阿司匹林+通心络胶囊。其中他汀类药物能降低血脂，阿司匹林抗凝，通心络胶囊与他汀类组合可以增强降脂效应，与阿司匹林组

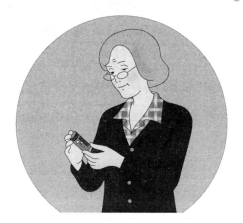

合可以增强抗凝效果，三药合用不仅可以预防粥样硬化斑块在冠状动脉内的形成，还能稳定斑块，并且可以逐渐消融斑块，改善心肌供血供氧不足，消除心绞痛。但这并非意味着心绞痛患者在用药时，就可千篇一律。根据病情对症用药才能疗效显著。怎么做呢？这里从"五看"的角度进行说明。

1.要看心绞痛的类型

心绞痛分为劳累性、自发性和混合性三种。

劳累性心绞痛最常见，其特点是心绞痛多由劳累或情绪激动等因素诱发。患者应首选β-受体阻滞剂治疗，如普萘洛尔等。β-受体阻滞剂有减慢心率、降低心肌收缩力、减少心肌耗氧量、缓解心绞痛的作用。

自发性心绞痛多在患者休息时发生，发病与冠状动脉痉挛引起心肌缺血缺氧有关。患者应选用有扩张冠状动脉作用的硝酸酯类药物和钙离子拮抗剂治疗。常用的硝酸酯类药有硝酸甘油、硝酸异山梨酯（消心痛）。钙离子拮抗剂有硝苯地平（心痛定）等。

混合性心绞痛的特点是患者既可在劳累时发病，也可在休息时发病。患者可采取硝酸酯类药物、β-受体阻滞剂、钙离子拮抗剂三种药物联合应用的方法治疗。

2.要看心绞痛的并发症

心绞痛患者用药时，要考虑是否伴有并发症，如并发房颤、心动过速者可选用普萘洛尔（心得安）治疗；并发心动过缓者，可选用硝酸异山梨酯、硝苯地平治疗；并发心功能不全者，可选用硝酸甘油治疗。

3.要看用药禁忌

心绞痛患者可能同时患有其他疾病，因此要注意药物之间的相互影响。

一般不能使用的禁忌药物有：酒石酸麦角胺，它可使周围血管收缩，引起血压升高；哌甲酯（利他林），为中枢神经兴奋药，可使心率加快，出现循环系统副作用；硫酸苄二甲胍，为降压药，可因血压下降引起心肌缺血，而导致心绞痛加重；加压素，为升压药，可使冠状动脉收缩，从而出现心功能抑制；麻黄，可促使心功能亢进，增加心脏负担。

可引发心绞痛或使其症状加重的药物主要有：甲状腺素、左甲状腺素钠、甲碘胺钠等，可引发心绞痛；潘生丁（双嘧达莫），是用于治疗心绞痛的药物，急救盒中也常配有，但近年发现它有可能使心绞痛恶化；非劳累性心绞痛可因使用抗癌药氟尿嘧啶、喃氟啶（替加氟）而加重。

4.要看药物的副作用

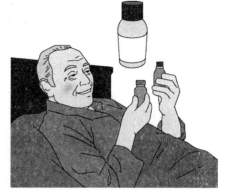

目前治疗心绞痛的药物种类繁多，各种药物均有不同程度的副作用，值得注意的是有些药物副作用比较严重，对较严重的副作用要掌握其早期征兆，及时更换药物，预防严重副作用的发生。

5.要看个人体质

由于个体差异较大，有的心绞痛患者服用较少剂量的抗心绞痛药物就可以见效，而有的患者需要服用的剂量却很大。其实，抗心绞痛药物的安全范围（指药物的最小有效量到极量之间的剂量范围）较宽，患者在用药时应先从最小剂量开始，以后逐渐加量，直到疗效最佳而无明显的不良反应为止。

 ## 中医分型论治冠心病

被医生诊断患了冠心病，生活中不乏这样的冠心病患者：吃了一段时间医生开的药后，自以为"久病成良医"，便自己到药店购药治疗；还有的患者听了朋友的推荐，到药店指名购买某药。但同样是冠心病，病因不同，治疗的方法也不一样，所以，这里提醒广大患者，最好到医院让医生看一下所荐药方是否对症，并请医生开具正规处方。

中医学称之为"心水症"，多因肾阳虚衰，命门火弱，加上心阳不振，难以运化水湿而引发下肢水肿，引发冠心病。

1.心肾阳虚型冠心病

【常见症状】症见心绞痛频发，痛彻胸背，心悸怔忡，气逆喘促，畏寒肢冷，小便短少，下肢水肿，舌质淡，苔白，脉沉细或结代。此型多见于中老年冠心病伴心衰者。

【对症治疗】治疗宜温阳利水。

推荐方剂：真武汤合栝楼薤白半夏汤加减。制附片15～30克，茯苓30～60克，白术15克，栝楼30克，薤白15克，半夏15克，丹参30克，赤芍15克，红参10克，黄芪30克，陈皮10克，炙甘草10克。该方温阳利水，活血化瘀，具有强心、促进血液循环及利尿消肿之功。

2.心血瘀阻型冠心病

【常见症状】此型冠心病多见于以血瘀为主的患者，常以心胸刺痛为主要症状。症见心胸刺痛，伴有心律不齐，心慌气短，胸闷不适，口唇发绀，舌质紫暗，脉弦细或结代。

【对症治疗】治疗宜活血化瘀。

推荐方剂：血府逐瘀汤加减。当归10克，桃仁12克，川芎、红花、生地、柴胡、枳壳、牛膝各10克，甘草6克，若患者心胸疼痛较剧，可酌加乳香、没药、延胡索、丹参、三七等，以增强止痛效果。该方可增加冠状动脉血流量，改善心肌缺血、缺氧而使心绞痛得到缓解。

3.气阴两虚型冠心病

【常见症状】多表现为胸闷、胸痛，气短乏力，头晕目眩，失眠，自汗或盗汗，耳鸣，腰膝酸软，舌质淡，有牙痕，脉细弱。

【对症治疗】治疗宜强心生脉。

推荐方剂：炙甘草汤合左归饮加减。炙甘草12克，太子参30克，炙黄芪、山萸肉各15克，麦冬、生地、五味子、枸杞、茯苓、生山药、阿胶、陈皮各10克。该方益气养阴，强心生脉，宁心安神，能改善心肌代谢，增强心功能，有促进血液循环和调节血压的作用。

4.痰浊阻络型冠心病

【常见症状】这种症状多见于肥胖的冠心病患者，临床常见胸闷痛，痞满不舒，咳吐痰涎，食欲不振，舌胖嫩，苔黏腻，脉濡滑。

【对症治疗】治疗宜通阳散结。

推荐方剂：栝楼薤白半夏汤加减。全栝楼1个，薤白、清半夏各15克，桂枝、陈皮、枳实、厚朴、石菖蒲、郁金各10克。此方可通阳散结、宽胸豁痰而获较好疗效。

5.寒凝心脉型冠心病

【常见症状】多表现为心胸闷痛或刺痛，四肢厥冷，舌质紫暗，苔白，脉弦细。

【对症治疗】治疗宜温通开窍。

推荐方剂：辛温开通、宣痹散寒之剂，如当归四逆汤加减。当归12克，桂枝、赤芍、丹参、荜拨、高良姜、延胡索、檀香、白芥子各10克，薤白15克，细辛、炙甘草各6克。该方可迅速缓解心绞痛。

6.气滞郁结型冠心病

【常见症状】患者脾气急躁，爱发火，一动怒就犯心绞痛，伴有胸闷不舒，两肋胀痛，胃脘痞满，舌质两边紫暗，脉弦紧。

【对症治疗】治疗宜舒肝理气、活血化瘀。

推荐方剂：逍遥散加减。当归、白芍、柴胡、白术、茯苓、枳壳、木香、佛手、佩兰各10克，白蔻仁、甘草各6克，丝瓜络15克。服药同时，应注重情志养生，如此方可起到事半功倍之效。

冠心病患者用药五大"忌律"

冠心病患者用药时需注意以下几点"忌律"：

1.忌骤然就停药

长期服用普萘洛尔的冠心病患者，不可骤然停药，否则会引起反弹，加剧心绞痛甚至发生心肌梗死。

2.忌滥用心得安

伴有低血压、心动过缓、肺心病、慢性支气管炎、心功能不全、哮喘的冠心病患者，忌用或禁用普萘洛尔。因为普萘洛尔兼有降血压和抗心律失常的作用，只适合伴有高血压或心动过速的冠心病患者。

此外，伴有肝病的冠心病患者，忌用普萘洛尔、阿普洛尔（心得舒）、氧烯洛尔（心得平）、马来酸噻吗洛尔（噻吗洛尔）等。

3.忌直立位含药

心绞痛发作时忌直立位含药。病情发作时，应立即在舌下含1片硝酸甘油，或嚼碎后含在舌下，含药时不能站立，以免突然晕厥而摔倒，应坐靠在宽大的椅子上。

4.忌随意用药

忌自作主张随意联合用药。临床上发现，普萘洛尔合用维拉帕米（异搏定），可发生心动过缓、低血压、心衰，严重者甚至心脏骤停；而洋地黄和维拉帕米合用，则可发生猝死。即使单药也不能乱用。比如，心动过速者忌用心宝；心动过缓者忌服活心丸；伴有青光眼的患者，慎用或忌用硝酸甘油。

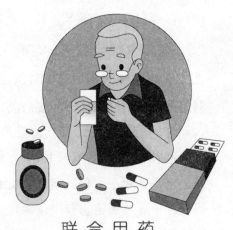

联合用药

5.忌药量不当

有些患者治病心切，擅自加量，结果欲速则不达。以"救命药"——硝酸甘油为例，用量过大可使血压过度降低，反射性地引发交感神经兴奋、心率加快、心肌收缩力增强，这反而增加心肌的耗氧量，诱发或加剧心绞痛的发作。因此，从小剂量开始，1次成人量为0.5毫克（1片），如不见效，隔5分钟再含化1片，如仍无效，应考虑是心肌梗死，应及时就医。

 ## 冠心病患者切忌乱用止泻药

止泻药，是控制腹泻的药物。通过减少肠道蠕动或保护肠道免受刺激而达到止泻作用。适用于剧烈腹泻或长期慢性腹泻，以防止机体过度脱水、水盐代谢失调、消化及营养障碍。冠心病患者尤要慎用。

日常生活中，对很多人来说，患急性胃肠炎出现腹泻、拉肚子，自己吃点止泻药等，很快就能解决问题。但是，这些普通的药物却可能是冠心病患者的"杀手"。很多冠心病患者在慢性病调理中长期服药，轻则对用药产生疏忽，重则滥用，习惯认为止泻药是常用药，3粒不起作用就吃4粒，甚至更多。殊不知，这样做使毒素积聚在身体里，反而使人体对细菌毒素的吸收增加，严重时可导致感染中毒性休克，甚至死亡。

专家说，肠道感染会引起发烧、心率加快、里急后重、排便用力等反应，尤其是急性胃肠炎引起上吐下泻、不思饮食等，这样既加重了冠心病患者的心脏负担和心肌耗氧过量过程，又因机体失水、脱

水造成血液黏滞，加重患者心肌缺血，常诱发不稳定心绞痛，甚至直接导致急性心肌梗死。有些患者的不典型心肌梗死发作也表现为上腹痛，有时还伴轻度腹泻，这时如果单纯按照肠炎治疗，势必会贻误病情，失去最佳抢救机会。

舌下含药，冠心病患者服药方法有讲究

所谓舌下含药就是将药片放在舌下含化，通过口腔黏膜吸收进入血液循环而发挥作用，舌下腺位于舌下，分泌的唾液多，舌下黏膜血管丰富，药物在舌下易溶解吸收，疗效发挥迅速，从口腔黏膜吸收到发挥药效仅需30秒至几分钟的时间，比口服给药快10～20倍，而且无痛苦，副作用小，方便快捷。冠心病患者使用的舌下含服药能扩张心脏冠状动脉，同时也能扩张身体周围的动脉。

冠心病患者都知道，当心绞痛发作时，可采取舌下含药的方法来缓解心绞痛。舌下含药的方法是最适宜用来救治急症患者的。可为什么有些患者用药后，效果不甚明显呢？其实含药的方法会影响舌下含药的效果。比如许多人将药片含在口腔中，并不知将药置于舌下，有些人甚至将药片放在舌上面。殊不知，舌表面有舌苔和角化层，很难吸收药物。有些患者疾病发作时将药片放在舌下的部位，等待药片自行溶化发挥作用，这些都会影响到药效。

那么，该如何正确在舌下含药呢？首先，心绞痛发作时，要采取舌下含药而不是舌上含药；其次，要将药片咬碎后置于舌的下方，老年人口内唾液少，口腔干燥，整粒的药片很难全部尽快吸收，应饮少许水；再者，含药跟患者的身姿也有关系。最宜采取半卧位，因为半卧位时，可使回心血量减少，减轻心脏负担，使心肌供氧量相对满足自身需要，从而缓解心绞痛。如果患者平卧位，会使回心血量增加，加重心肌负担，心肌耗氧量也增加，从而使药物作用减弱，起不到良好的止痛作用。另外，患者不宜在站立时舌下含药，否则会因血管扩

张，血压降低，导致脑血管供血不足而发生意外。

需要提醒的是，如果两次采取正确的方法舌下含药仍无明显效果，就不一定是单纯的心绞痛，很可能是心肌梗死，此时要马上请医生迅速采取止痛、制动、吸氧等治疗措施。

 ## 救命药不可乱用，小心"零时效应"害了你

硝酸甘油因其缓解心绞痛快速有效而家喻户晓，有冠心病"救命药"之称。也是"对付"心绞痛最古老、最常用的特效药，一般是安全的。但常有冠心病患者，在当天舌下含服了硝酸甘油片后，次日凌晨却会出现严重的心绞痛，送医院急救后才转危为安。因为这种现象常出现在凌晨"零时"左右，故而被称为"零时效应"。

通常，为了预防因服用硝酸酯类药物出现耐药，患者多数会采用间歇用药。然而，这是利弊共存的做法，不适用于不稳定性心绞痛和严重心功能不全患者的治疗。因这类患者多在白天用药，深夜或凌晨时分属于间歇期，间歇给药，会使此时硝酸酯药物浓度降低至最低水平，从而丧失疗效，造成血管收缩、血压升高、心肌缺血加重，反而会促使心绞痛急性发作，甚至诱发猝死风险。

那么，如何避免出现"零时效应"呢？主要有以下途径：第一，凌晨或白天心绞痛频发而晚上发作很少的患者，可结合服用短效、长效制剂；第二，对于24小时内不分白天黑夜均有心绞痛的发作者，则宜选择作用时间短的药物；最后，对清晨起床活动后易发生心绞痛者，宜于起床前舌下含服硝酸异山梨酯。

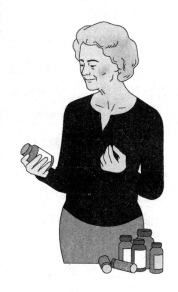

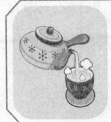

第二节

常用西药，急救箱里不可缺

面对种类繁多的冠心病用药，你是否不知该如何使用呢？冠心病患者一定要根据自己的实际情况，按照说明书以及医生指导，明明白白用药。此外，由于冠心病发作时，情况非常紧急，常备的西药急救箱里一定要备好，避免患者不能得到及时救治。

 ### 硝酸甘油，冠心病患者的"救命药"

硝酸甘油，一种黄色的油状透明液体，可用做心绞痛的缓解药物，还是防治冠心病心绞痛的特效药之一。它主要通过扩张冠状动脉和静脉血管，降低心肌耗氧量，增加心肌供血，从而达到止痛目的。硝酸甘油起效快、作用维持时间短，舌下含化后1～2分钟起效，可以迅速缓解心绞痛，作用

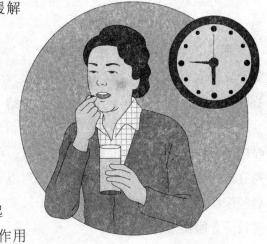

可持续10～30分钟。因此，很多患者将它视为"救命药"，经常放在身边。

硝酸甘油是缓解心绞痛的首选药，一旦心绞痛发作应立即取硝酸甘油1～2片放舌下含化，1～2分钟即可开始起作用。但硝酸甘油的使用并不是一件简单的事情，其中大有学问。每个冠心病患者都应该正确掌握硝酸甘油的使用方法，并妥善保管。

1. 必须将硝酸甘油含于舌下

硝酸甘油不能吞服，舌下含化硝酸甘油为缓解心绞痛的最佳给药途径。研究表明，吞服的硝酸甘油在吸收过程中必须通过肝脏，使药效大大降低，生物利用度仅8%。舌头下面有许多血管（医学上叫舌下静脉丛），硝酸甘油极易溶化。溶化了的药物直接入血，不但起效快，而且药效不会降低，生物利用度可高达80%。因此，心绞痛急性发作时，应立即应用。

采取坐位，最好是靠坐在沙发、藤椅或其他宽大的椅背上，并立即舌下含化硝酸甘油一片，如不见效，隔5分钟再含化一片，可以连续应用3片。硝酸甘油稍带甜味并有刺激性，含在舌下有烧灼感，这也是药物有效的标志之一。注意严重心绞痛的用药：如果心绞痛发作时来势凶猛，疼痛剧烈，可将药片咬碎，用舌尖舐，加快药物吸收，一般在2～5分钟内即起效。若15分钟后仍无明显效果，应立即到医院救治。

2. 提前半小时预防性服硝酸甘油

硝酸甘油可作预防性使用。冠心病患者在预知肯定会用力或参加大活动前，可事先含硝酸甘油，以避免心绞痛发作。例如，在餐后、大便时，患者很容易出现心绞痛，可在进餐时和大便前先口含硝酸甘油以预防发作。

3. 反复开盖，易致硝酸甘油无效

硝酸甘油是一种亚硝酸盐，过热、见光都极易分解失效，应放

在棕色玻璃瓶内，旋紧盖密闭保存。硝酸甘油可放在15～30℃的室温下，也可以保存在冰箱中。患者携带硝酸甘油时，切勿放在贴身的衣服兜里，以免受体温影响降低药效。

硝酸甘油的有效期一般为1年，如果患者每天反复开盖取药，药物受温度、湿度和光线影响，可使有效期缩短，仅有3～6个月。因此，每次取硝酸甘油时，应快开、快盖，用后盖紧。随身携带的硝酸甘油更要及时更换。

4.硝酸甘油片，忌用水送服

日常生活中，用水服药变成了很多人的习惯，随着医学保健知识的增强，很多人都知道服药的时候，不能乱用果汁、浓茶等服药，但同时，依然还会有不少服药的误区。临床发现，不少家属在冠心病患者发病时都心急火燎地找药找水，然后用水给患者送服药物，这样做其实很危险，甚至可能让患者丧命。患者及其家人要熟悉冠心病药物的使用，其中最常用的急救药物硝酸甘油就不能用水送服，而必须是含服。药片不能吞服，如药物不易溶解，可轻轻嚼碎继续含化。服用后，不要站立过久，避免引起血压急剧下降导致的眩晕和晕厥。为此，患者服药后应平卧片刻，必要时吸氧。尤其是在家里晚上上厕所时，应先在床上坐片刻，再下床去厕所。

若患者出现心绞痛发作次数增加，持续时间延长，疼痛程度加重，含服硝酸甘油无效的情况，有可能是心肌梗死先兆，家属应让患者立即卧床休息，不要用力，以降低心肌耗氧量。使用平时防备抗心

专 家 提 醒

　　硝酸甘油药物应储存在棕褐色的密闭小玻璃瓶中，防止受热、受潮，使用时应注意有效期，每6个月更换药物一次，如含服药物时无舌尖麻刺烧灼感，说明药物已失效，不宜继续使用。

绞痛的药物，如含服硝酸甘油片，3～5分钟1片（一般控制在5片之内）以减轻疼痛。如病情危重应尽快要求急救中心前来就地抢救，待心率、心律、血压稳定，才轻抬轻搬，送患者到医院继续治疗。如患者突然面色青紫、抽搐、大叫一声、口吐白沫、意识不清、呼吸微弱或停止，就是急性心肌梗死并发严重心律失常、心室颤动导致心搏骤停，此时需争分夺秒在患者胸前区重捶1～2下，然后坚持胸外心脏按压和口对口人工呼吸，以等医生到来，为抢救赢得时间。

 ## 硝酸异山梨酯，治疗冠心病的首选药物

硝酸异山梨酯，又名消心痛，它多用于防治心绞痛，但近年来它亦成为治疗心力衰竭的主要药物。

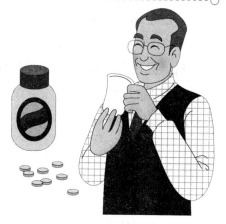

心力衰竭的主要标志为心输出量降低。心输出量取决于前负荷、心肌收缩力、后负荷及心率。硝酸异山梨酯能作用于血管平滑肌的特异受体，释放无机硝酸盐使平滑肌松弛。小剂量消心痛扩张静脉，大剂量可扩张动脉和静脉。静脉系统扩张，则前负荷减轻、左心室容量减少，从而使心肌收缩力增强。同时，心腔内舒张压的减轻使心内膜下冠状动脉的阻抗也下降，从而改善心肌本身血供，促使心肌收缩力增强，心力衰竭得到纠正。

硝酸异山梨酯是作用较持久的硝酸酯类制剂，它作用迅速，疗效可靠，药源充足，较其他血管扩张药如酚妥拉明、硝普钠等需注射给药来得方便。尽管硝酸甘油舌下含化亦较方便，但其作用时间短，剂量及作用较难以控制，对慢性心力衰竭患者更为不便。因此，硝酸异山梨酯不失为一种治疗心力衰竭的主要药物。

用法：口服硝酸异山梨酯每次2.5～5毫克，每6小时1次，可渐增

至每次20～40毫克，每6小时1次，也可舌下含化5毫克，效果不满意时，可增加2.5～5毫克，最大剂量每次20毫克。如果在家中或途中发病，可立即舌下含化5～10毫克。

少数患者最初使用硝酸异山梨酯效果不错，但长期使用效果会越来越不明显，其原因是产生了耐药性。这部分患者不提倡均匀地、每隔6小时1次的用药方法；最好每天服药2～3次，中间有一长达10小时以上的间隔时间，使血浆中有一个无硝酸盐间歇期，以恢复对硝酸异山梨酯的敏感性。

再者，逐步加量，消除头痛。部分患者服常规剂量硝酸异山梨酯后，可出现头涨头痛症状。有症状但能坚持者，可继续常量治疗，一般用药1～2周后头涨头痛可消失。难以忍受而不能坚持治疗者，可采取能忍受的小剂量（1/4片、1/3片），一个台阶一个台阶逐步增加至常规剂量，这个过程需1～2个月甚至更长。此外，要说明的是硝酸异山梨酯用于治疗心脏前负荷过重为主的心力衰竭，但不能取代洋地黄类强心苷以及利尿药，也不能忽视综合治疗措施。

硝苯地平，变异型心绞痛的首选药物

硝苯地平，又名心痛定、硝苯吡啶、硝苯啶，是钙拮抗剂中的一种，其扩张冠状动脉和周围动脉作用最强，抑制血管痉挛效果显著，是变异型心绞痛的首选药物，临床适用于预防和治疗冠心病心绞痛，特别是变异型心绞痛和冠状动脉痉挛所致心绞痛。

近年，随着临床研究的进一步深入，发现它能松弛平滑肌、扩张周围血管、抑制肥大细胞释放介质等，可治疗、缓解多种急症，对顽固性充血性心力衰竭也有良好疗效，宜于长期服用，成为现代家庭常备的一种急救药。

本药可舌下含服，3分钟内起效，特别是用于心绞痛发作时血压明显升高含硝酸甘油不能缓解者可含服。剂量每天3~4次，每次10～20毫克。对慢性心力衰竭，每 6 小时20毫克。 咽部喷药：每次1.5~2毫克（喷3~4下）。临床适用于预防和治疗冠心病心绞痛，特别是变异型心绞痛和冠状动脉痉挛所致心绞痛。适用于各种类型的高血压，对顽固性、重度高血压也有较好疗效。

本药有头痛、头晕、颜面潮红、恶心或下肢水肿等副作用。长期服用硝苯地平突然停药可出现撤药综合征，会发生严重的心绞痛。

冠心病患者其他常备西药及用法

通常，在家庭中，冠心病患者除了要备好硝酸甘油片、硝酸异山梨酯（消心痛）、硝苯地平（心痛定）等首选西药外，你的急救箱里还可备以下几种西药：

1.地西泮（安定）

地西泮，也就是人们常听到的"安定片"，这种药物具有抗焦虑、镇静、催眠、抗惊厥、抗癫痫及中枢性肌肉松弛作用。冠心病患者服用后，可在短时间内，缓解心动过速症状，稳定心律，减轻心脏的负荷。

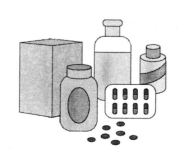

2.地尔硫（硫氮酮）

地尔硫，又叫做硫氮酮，可用于治疗冠心病引起的室上性心律失常，典型心绞痛、变异型心绞痛、老年人高血压等疾病。

专家提醒

服用地尔硫时，不能嚼碎，对有Ⅱ度以上房室阻滞或窦房阻滞患者以及孕妇禁用。服用此药后，出现头痛、头晕、疲劳感、心动过缓等症状时应减少剂量或停用。

3.阿替洛尔（氨酰心安）

阿替洛尔为心脏选择性β－受体阻滞剂，无膜稳定作用，无内源性拟交感活性。一般用于窦性心动过速及早搏等，也可用于治疗高血压、心绞痛及青光眼等病症。

下面就来介绍一下冠心病患者该如何服用西药。

用药方法说明：心绞痛发作时，立即含服1片硝酸甘油，含服后1～5分钟生效。为防止短时间内心绞痛复发，可随后再服1片消心痛，便能维持3小时药效。心绞痛伴有血压升高者，可口含硝苯地平1片，5分钟内开始降压，可持续4～6小时。典型劳力性心绞痛发作，伴有心率增快、血压高而无心力衰竭及传导阻滞的，可服普萘洛尔（心得安）1/4片或1/2片。如果心绞痛发作多在休息时发生，可能与冠状动脉痉挛有关，可服地尔硫（硫氮酮），每次30毫克，每日3次。对1度以上房室传导阻滞、病态窦房结综合征、孕妇禁用；心功能明显减退的患者要慎用。

如果患者病情险恶，胸痛不解，而且出现面色苍白、大汗淋漓，这可能不是一般的心绞痛发作，恐怕是发生心肌梗死了。此时就要将亚硝酸异戊酯用手帕包好，将其折断，移近鼻部2.5厘米左右吸入气体。如果患者情绪紧张，可服1片地西泮（安定），另一方面要立即和急救中心联系，切不可随意搬动患者，如果距医院较近可用担架或床板将其抬去。

第三节 中医本草，小小草药治疗冠心病

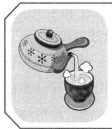

　　中医药学博大精深，在临床治疗方面也有着独特的理论，它讲究辨证论治、整体调整，通过一些本草药物的搭配，制成汤剂、药丸、药膳，治疗疾病。中医本草在治疗冠心病方面也具有很好的调治作用。

　　通常治疗冠心病的本草有：黄芪、栝楼、红花、当归、丹参、人参等药材，这些药材可活血通络、涤痰散结，宽胸理气，扩张冠脉血管，改善微循环，这些对防治冠心病都有一定参考价值。下面就介绍一下这些本草以及可调治冠心病的经典药膳及中医成药。

 栝楼，浑身是宝的养心良药

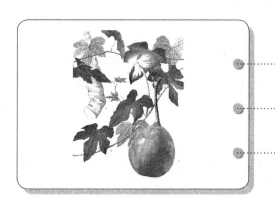

别名　瓜蒌、地楼、药瓜

归经　肺、胃、大肠经

功效　润肺去痰、利气宽胸

　　栝楼，多年生草质藤本，味甘、微苦，性寒。归肺、胃、大肠

经。具有清热涤痰、宽胸散结、润燥清肠的功效。主要含有三萜皂苷、有机酸、树脂、糖类合色素。其一身都是宝：栝楼根（中药名天花粉），果（中药名栝楼实），果皮（中药名栝楼皮）、种子（中药名栝楼仁），都可供药用，有解热止渴、利尿、镇咳祛痰等作用。

栝楼具有扩张冠脉、抗心肌缺血、改善微循环、抑制血小板聚集、耐缺氧、抗心律失常等作用，并具有抗衰老作用。栝楼涤痰散结，宽胸理气，调畅血脉，通达阳气，故能除胸中痰浊，散胸中瘀阻，常与薤白相伍，因薤白苦降辛散，辛散则助阳气以行，苦降则涤痰散瘀，并下行通阳调气以止痛。两药相用，涤痰之中能通阳，散瘀之中能通脉，走心窍而除痹症，兼疗痰中有瘀、瘀中有痰之胸痹。

方1 栝楼薤白剂

全栝楼30克，薤白12克，枳实10克，半夏10克，桂枝15克，茯苓12克，降香12克。适用于冠心病辨证为痰浊内阻、心阳不宣者。其证以形体肥胖，胸闷痛如窒，痰多脘闷，苔浊腻，脉滑为特征。若胸闷甚者重用栝楼开胸化痰结；心痛彻背者，重用薤白通阳宣痹；阳气不宣者重加桂枝温通胸阳；痰浊明显者加菖蒲、郁金泄浊化痰；痰热偏重加山栀、胆星、竹茹；痰浊内阻可使血滞为瘀，瘀阻脉道，痰瘀互为因果，故常需加川芎、郁金活血化瘀。

方2 栝楼薤白半夏汤

栝楼实1枚（捣烂），薤白12克，半夏12克，白酒500毫升。将上三味，放入白酒中浸泡约15天，每次取20毫升服用，每日服用3次。半夏燥湿化痰，降逆散结；配以栝楼、薤白豁痰通阳，理气宽胸。用于胸痹痰浊壅盛、病情较重者。

 ## 黄芪，一味中药，养心护心又强心

黄芪，又名黄耆，为植物和中药材的统称。豆科植物黄芪或内蒙古黄芪的根，其味甘性微温。入脾、肺经。黄芪具有补气升阳、固表止汗、托疮排脓、利尿消肿等功效。现代医学研究，黄芪含皂苷、蔗糖、多糖、多种氨基酸、叶酸及硒、锌、铜等多种微量元素。有增强机体免疫功能、保肝、利尿、抗衰老、抗应激、降压和较广泛的抗菌作用。

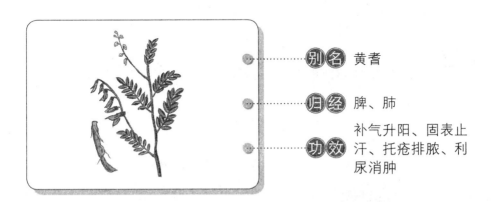

别名　黄耆

归经　脾、肺

功效　补气升阳、固表止汗、托疮排脓、利尿消肿

黄芪如何能调治冠心病呢？黄芪有很好的强心作用，可扩张冠状动脉，增加心肌营养性血流量，提高机体的抗氧化能力，升高冠心病患者血中超氧化物歧化酶（SOD）活性，从而减轻各种原因产生的氧自由基对心肌的损伤。黄芪还可明显提高冠心病患者红细胞钠泵的功能，使细胞内钠浓度降低，一方面可恢复红细胞功能，另一方面也有利于心肌细胞的营养代谢。

方1　益心汤

黄芪、麦冬、丹参各30克，党参、苏梗各12克，天冬、黄精各20克，枸杞子15克，五味子10克，三七粉（冲服）3克。水煎服，每日1剂。可益气养阴，活血通络。主治无症状性冠心病。

方2　通痹汤

黄芪30克，党参（或人参）10克，黄精、郁金、山楂、葛根各15克，川芎、酸枣仁各10克，丹参30克，远志6克。上药加水500毫升，浸泡15分钟，煎煮30分钟，取汁300毫升，分早晚2次内服，每日1剂。

具有益气活血化瘀之功效，主治气虚血瘀型冠心病心绞痛。

方3 加味补阳还五汤

黄芪60克，地龙、当回、川芎、赤芍、淫羊藿各15克、桃仁、红花、桂枝各9克。上药水煎，每日1剂，分2次服。本汤具有补气温阳、活血化瘀、通络止痛之功效，主治气虚阳衰、血瘀痰阻型冠心病心绞痛。

当归，抗动脉硬化的活血化瘀药

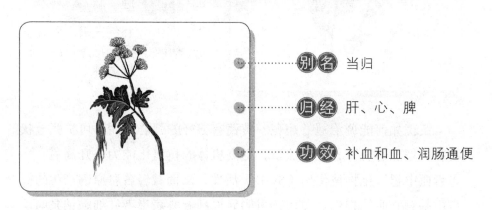

别名 当归

归经 肝、心、脾

功效 补血和血、润肠通便

当归为伞形科植物当归的根，其味甘、辛，性温。归肝、心、脾经。具有补血和血、润肠通便的功效。

当归有降低血小板聚集及抗血栓作用，可对抗心肌缺血，显著增加冠状动脉血流量，降低心肌耗氧量，当归醇提取物具有类似奎尼丁的作用，可稳定心跳节律，抗心律失常作用。当归对心脏有抑制作用，并可扩张外周血管，降低血压。此外，当归可抗动脉粥样硬化，降低血脂，抗氧化，清除自由基。当归所具有的补血和血作用临床也常在心脾两虚的冠心病中配伍使用，以补血养心。

方1 加味四妙勇安汤

当归、丹参、玄参、金银花、甘草各30克。水煎服，每日1剂，日服2次。具有活血化瘀、解痉止痛之功效，主治冠心病，上方加毛冬青、太阳草以扩张血管；若兼气虚者，加黄芪、生脉散以补益心气；若心血瘀阻甚者，加冠心二号以活血化瘀。

方2 黄芪通痹汤

当归、白芍各12克，黄芪30克，川芎9克，地黄15克，炙甘草6克。水煎服，每日1剂，日服2次。具有温阳益气、滋补阴血、化瘀通络之功效，主治心肾阳虚、心血瘀阻型冠心病。

红花，扩张血管的好帮手

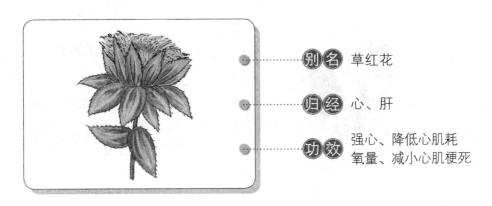

别名　草红花

归经　心、肝

功效　强心、降低心肌耗氧量、减小心肌梗死

红花，又称草红花。双子叶植物，菊科，干燥的管状花。红花味辛性微温，归心、肝经。具有活血祛瘀、通络消肿之功能。

红花主要有效成分是红花黄色素，具有强心作用，可以降低心肌耗氧量，能减小心肌梗死范围，抑制血小板聚集，并有一定的血管扩张作用，可以降低外周血管阻力。临床针对心血瘀阻证，常配伍使用川芎、红花类药以通经活血。

方1 胸痹汤

红花、桃仁、乳香、清半夏、炒枳实、陈皮各10克，党参、薤白、桂枝各10克，全栝楼15克，五灵脂12克，水煎服。每日1剂，日服

2次。本品具有通阳宣痹、祛瘀化痰之功效，主治胸痹（胸阳不振、痰瘀痹阻型），症见胸部窒闷隐隐而痛，心区偶见阵发性疼痛，头晕耳鸣等。

方2 胸痹秘方

红花、橘梗各6克，栝楼、川牛膝各15克，薤白、枳壳、茜草各10克。水煎服，每日1剂，日服2次。本品具有通阳散结、祛瘀开痹之功效，主治胸痹、心痛。

丹参，入心经的活血化瘀常用药

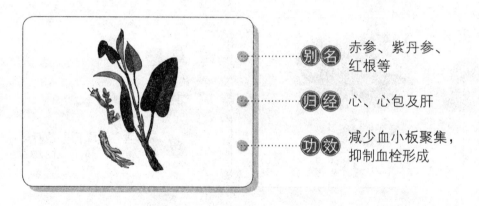

别名 赤参、紫丹参、红根等

归经 心、心包及肝

功效 减少血小板聚集，抑制血栓形成

丹参又名赤参、紫丹参、红根等。味苦性微寒。具有活血祛瘀、凉血消痈、除烦安神之功效。入心、心包及肝经。为双子叶植物唇形科，干燥根及根茎。

古人曾有"一味丹参，功同四物"的说法。临床广泛用于治疗冠心病心绞痛，是各种活血化瘀药中使用最多的药物。丹参对心血管系统的影响是多方面的。它能有效改善垂体后叶素所引起的实验动物急性黏度，减少血小板聚集，抑制血栓形成，有抑制凝血及促纤溶作用，还可解除微血管痉挛。

此外，丹参还有轻度扩张冠状动脉及开放冠脉侧支循环的作用，能减小实验动物缺血时心肌梗死范围，清除自由基，减轻缺血和心肌再灌注时脂质过氧化物的损伤。临床常用于冠心病心血瘀阻，以面色口唇爪甲青紫为主症的患者。

方1 养心定志汤

丹参、茯神（茯苓）、石菖蒲、远志、麦冬、川芎各10克，太子参15克，桂枝8克，炙甘草5克。水煎服，每日1剂，日服2次。有益心气、补心阳、养心阴、定心志之功效，主治冠心病，胸闷憋气，胸阳痹阻较甚者，加瓜蒌、薤白；心痛剧烈，痛引肩背，气血瘀滞重者，加三七、金铃子；心烦易怒，心慌汗出，心肝失调者，加小麦、大枣；若高血压性心脏病，亦可用此方去龙骨，加决明子、川牛膝、杜仲；肺源性心脏病，可加银杏、天冬、生地、杏仁，去川芎等。

方2 丹参饮

丹参30克，檀香6克，白糖15克。制法：将丹参、檀香洗净入锅，加水适量，武火烧沸，文火煮45～60分钟，滤汁去渣即成。服法：日服1剂，分3次服用。本饮有行气活血、养血安神、调经止痛、清热除烦满之功效。适用于血脂增高、心电图异常、长期心前区憋闷、时或绞痛、舌质有瘀点等症。

方3 苏丹药酒

丹参30克，苏木10克，三七5克，红花15克，白酒1 000毫升。将诸药捣碎，放入广口瓶内加白酒浸泡15～20天即可饮用，每日饮1～2次，每次15～30毫升。此方有安心养神、养血活血、化瘀止痛之功效，适用于各种瘀血阻滞所致的心胸烦闷、脘腹冷刺痛、失眠健忘、神经衰弱、疲倦乏力、跌扑损伤、血瘀肿痛、痛经以及风湿性心脏病、心肌炎等症。

人参，冠心病患者手中的"长寿草"

人参，为五加科多年生草本人参的干燥根，其味甘、微苦，性湿，归心、肺、脾经，具有大补元气、复脉固脱、补脾益肺、生津止渴、安神益智的功效。人参善补元气，现代常用独参汤治疗冠心病、心力衰竭、心源性休克均有较好疗效。人参入药可治疗冠心病引起的四肢逆冷、阳气衰微、血瘀胸痛等不适症状。

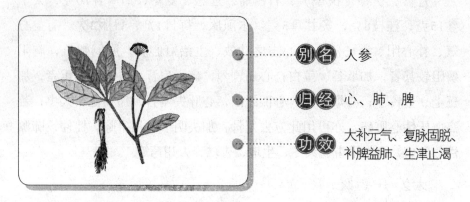

别名 人参

归经 心、肺、脾

功效 大补元气、复脉固脱、补脾益肺、生津止渴

冠心病常属正虚邪实，治疗乃扶正祛邪。所谓扶正，益气、健脾皆为大法，阴伤者则辅以生津。所以参附汤、生脉散、四君子汤，乃至黄芪、五味子配人参等配伍方法，都是治疗冠心病的常用方法。

方1 参附汤

人参、附子（炮，去皮、脐）、青黛各15克。将诸药捣碎，水煎成汁，药液约200毫升，煎至100毫升，去渣温服。每日1剂，分2~3次服完。参附汤有回阳、益气、固脱之功，常用于元气大亏、阳气暴脱的危急重症。

方2 保心汤

人参（先煎）、麦冬、葛根、五味子、郁金、制附子（先煎）各10克，丹参20克，三七粉（冲）3克，陈皮12克，延胡索8克，甘草5克。将上述诸药，清水浸泡约30分钟，再水煎2次，成汁后，将2次药液合并，约150毫升，每日1剂，早晚分服。阳虚甚者重用制附子加减；痰盛者加栝楼；阴虚者加女贞子、墨旱莲等。保心汤可益气养阴、活血化瘀、宣痹止痛，用于治疗冠心病引起的胸痹、心痛等不适症状。

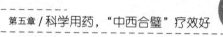

方3　加味参芪汤

人参、黄芪、丹参各30克，何首乌、山楂、葛根、山药各20克，五味子、郁金、泽泻、大枣各10克。将上述诸药水煎成汁，每日1剂，早晚分服，10日为1个疗程。加味参芪汤可益气健脾，调理脾胃。用于治疗冠心病，改善胸闷、心悸、气短、眩晕等症状。

经典药膳，总有一款适合你

利用药膳食疗保护心脏是祖国传统医学中的一大特色。根据药食同源的原则，采用药物与食物相结合，制作出许多有助于保护心脏功能的药膳食疗方剂，这些方剂有别于普通药物或食物，是一种既有食物美味又有药理作用的能起到食借药力、药助食威的特殊药食品，两者相辅相成，共同负担起保护心脏的作用。

方1　冠心三和泥

玉米500克，黄豆250克，芝麻200克，白糖100克。将玉米、黄豆、芝麻分别炒香（熟），研成细末，混入白糖拌匀，用沸水冲服，每次50～80克，每日1～2次。

此方有养心神、降血脂、补肝肾、健脾胃之功效，适用于治疗冠心病，以及脾胃不和、肝肾不足之腰膝酸软、短气乏力、心慌烦闷等症。

方2　护心三仁粥

桃仁、枣仁、柏子仁各10克，粳米100克，冰糖适量。先将桃仁、枣仁、柏子仁打碎入锅内，加水适量煎煮3次，过滤去渣取汁，再放入粳米煮粥，待粥煮至浓稠时，入冰糖稍煮即可食用，每日2次，早晚空腹服用。

此粥有养心安神、活血化瘀、润肠通便之功效，适用于瘀血内阻之胸部憋闷，时或绞痛、心失所养之心悸气短等症。

方3 灵芝猪心

猪心500克，灵芝15克，生姜、葱、精盐各3克，味精、胡椒粉各适量。先将猪心对剖两块洗净，锅内加清水入猪心、灵芝煮至七成熟时捞出，猪心切成薄片，灵芝切成细末，煮猪心的原汁留着待用。净锅置火上，加入猪油烧热时

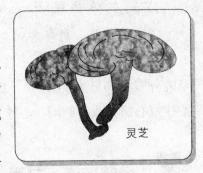

灵芝

下姜、葱，加猪心原汁和酱油、料酒、食盐、猪心片、灵芝和其他调料，烧入味后下淀粉收汁装盘即可食用。

此方有养心安神、补益气血之功效。适用于治疗心气血虚所致的心悸失眠等症，是冠心病、心肌炎、心律失常患者的防治佳品。

方4 洋参五味茶

西洋参3克，五味子、郁金、丹参各5克，田七2克。将上药捣烂切细，用开水冲泡2分钟后即可代茶饮服，每日上午和晚上各服1剂。

此方有定心神、止心痛、益气除烦之功效，适用于气血两虚之心烦失眠、健忘多梦、心悸气短、心胸闷痛、心律不齐等症。

方5 参苓鸡蛋羹

人参、酸枣仁各10克，茯苓30克，生姜3片，鸡蛋2只。先将人参、生姜切成薄片、茯苓研粉，锅内放清水加人参、生姜、酸枣仁水煎20分钟后，滤去药渣留汁，加入茯苓和水适量搅匀，再将鸡蛋打入稍煮一会儿即可食用。

此羹具有安心神、益气血、补虚弱之功效，适用于治疗心血不足、气血虚弱、四肢酸软、神经衰弱、记忆力下降以及缺血性心脏病等症。

方6 阿胶远志膏

阿胶、远志各50克，酸枣仁100克，茯神30克，蜂蜜适量。将上药（阿胶除外）切细入锅内加清水适量浸泡30分钟后用武火煎煮3次，将

3次煎出的药汁合并再浓缩，然后加入阿胶和蜂蜜，熬成流浸膏装瓶备用，每日早晚各服1次，每次15～30克。

此方有安神定志、益智健脑、养心补血之功效，主治阴血亏虚、心悸怔忡、多汗盗汗、腰肢倦怠等症。常用于神经衰弱、心律失常、缺血性心脏病等症。

方7　安心茶

丹参、山楂、桂圆、当归、夜交藤、柏子仁、延胡索各5克。将上药切碎，开水浸泡20分钟代茶饮用，次数不拘。

此方有安神镇静、活血止痛之功效，适用于治疗心血虚、心血瘀阻之心悸怔忡、头昏目眩、失眠健忘、记忆力下降、胸部刺痛、舌质紫暗、脉象沉涩等症。心脏病、冠心病等患者宜长期饮用，有治疗或辅助治疗作用。

方8　莲心神饮

莲心、桂枝、生甘草各3克，茯神、白术各5克。将上药切碎开水浸泡代茶饮用，每剂泡20分钟后徐徐饮用，次数不拘。

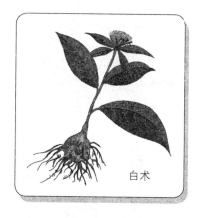

白术

此方有清心安神、降压利水之功效，适用于治疗心悸怔忡、头晕目眩、心胸烦闷、气短乏力、胸脘痞满、呼吸困难、形寒腹冷、小便短少，甚至上肢水肿、渴不欲饮、恶心呕吐、食欲不佳等症。中老年人可作为养生保健茶长期饮用。

方9　顺心饮

熟地黄、山茱萸、丹参、郁金各5克，人参3克。将上药切细泡开水代茶饮用，每剂泡15～20分钟后即可徐徐饮用，次数不拘。

此方有安心神、止心痛、益心肾之功效，适用于心肾阴虚之心悸不眠、心烦盗汗、胸闷刺痛、气短乏力、腰膝酸软、头昏耳鸣等症。

方10 葛根养心粥

将新鲜葛根切片磨粉加水搅拌，沉淀取粉。以粳米100克入锅内加清水适量煮粥，待粥煮至浓稠时，将葛根粉调入粥内，再放适量冰糖调味食用，早晚作点心服食。

此方能扩张心脏血管，增加冠状动脉血量，对缓解心绞痛有较好效果。

中医成药，冠心病患者救命"灵丹"

冠心病患者，除坚持服用治疗冠心病的药外，还应常备一些药物随身携带，以防心绞痛等病的发生。

常用中药：速效救心丸，冠心苏合丸。

1.速效救心丸

速效救心丸是治疗冠心病心绞痛的必备良药，由川芎、冰片等名贵中药组方。其中，川芎味辛，性温，有行气开郁、活血止痛的功效，是最常用的活血化瘀中药之一，现代药理研究证实，川芎能减少血管阻力，减轻心脏负担，直接扩张冠状动脉，增加冠脉血流量，改善微循环，改善急性心肌缺血缺氧；冰片味辛、苦，性凉，入心、肺经，"性善走窜开窍，无往不达，芳香之气能解一切邪恶"，具有开窍醒神、辟秽化浊的作用。两药合用，相得益彰，能起到理气、活血、止痛的作用，化瘀开窍，使心脉通畅。

速效救心丸能在短时间内缓解冠心病的心绞痛。一般含服，每次4～6粒，每日3次；急性发作时，每次10～15粒。开始剂量宜小，含服后5分钟起效。药效产生时，舌下应有苦辣味和清心透凉感。含服时，应取坐姿，站着含服，头部位置较高，常因周身血管扩张而致血压降低，引起晕厥。躺着含服也不妥，因心脏位置较低，而大量血液回流心脏，致使心脏贮血量突然增多，加重心脏负担。服药10分钟后，如症状并无缓解，可酌情再服用4～6粒，如连用2～3次仍不能奏效，应立即去医院救治。

专家提醒

　　对于速效救心丸的使用，应根据病情而定，切不可盲目多吃、滥吃。作为应急药物，速效救心丸在急痛时偶尔服用一下，可以缓解疼痛，为来不及就医的患者提供一些保护。但千万不能因为一次服用没有效果而继续多次服用，否则可能因错误用药，耽误治疗时机。

　　服用速效救心丸的注意事项，有以下几点须注意：

　　（1）冠心病患者要注意"药不离身"，随时携带，当出现胸闷、心前区不适、左肩酸沉等先兆症状时，即应迅速含服速效救心丸，切不可等心绞痛发作后再含服。

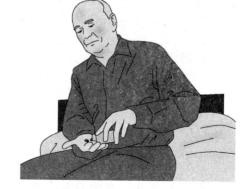

　　（2）药品要保证"新"。1年后需换新药，平时应注意药物有无变软、变黏、变色、破碎现象，发现变质就要立即更新，以免急救和失效而影响治疗。

　　（3）防止药物"上瘾"。经常服用这类药物也可能会产生药物依赖，所以患者可两种急救药交替使用。

　　（4）在心绞痛发作时先嚼后再压在舌下含服，则效果更好。因为嚼碎后更便于溶化和舌下黏膜吸收，能高浓度地迅速到达心脏，见效更快。

2.冠心苏合丸

冠心苏合丸由苏合香、冰片、乳香、檀香、青木香五味中药组成，适用于冠心病的急救，长期服用还可预防心肌梗死。冠心苏合丸，理气、宽胸、开痹，每次1丸，每日3次，口含或嚼服，起效时间较硝酸甘油慢，但缓解期长，心绞痛刚开始即服疗效较佳。

专家提醒

冠心苏合丸仅善于治标，不擅于治本。当病情由急转缓后，就不宜再连续服用冠心苏合丸了。长期服用冠心苏合丸，容易产生副作用，会耗散人体元气，不利于病情的好转。

谨记：即使是短期服用，也应该辨证施治、对症下药，并非任何冠心病患者都适宜服用冠心苏合丸。

服用冠心苏合丸有大忌，患者在服药前一定要注意：

（1）忌长期服用

冠心苏合丸虽然是治疗冠心病的中成药，但久服会伤阴破气，使患者气短、乏力、心烦口干等症状加重。

（2）阴虚火旺者忌用

冠心苏合丸组成药多是味辛性温，若阴虚火旺的患者服用，易引起鼻腔发热、口干舌燥、咽喉干燥、大便秘结等不适症状。因此，在服药前，患者需了解自身体质，若感到头胀目赤、头痛目眩、舌红少苔，最好不要服用此药了，以免病情恶化。

（3）胃病患者不宜服

患有胃炎、胃溃疡、食管炎又有冠心病、心绞痛的病人不宜服用冠心苏合丸，因其中所含的冰片、苏合香对胃及食道黏膜有较强的刺激作用，服用后容易引起胃部不适或疼痛。

第六章

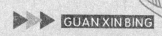

GUAN XIN BING
JU JIA TIAO YANG BAO JIAN BAI KE

日常保健，调控你的健康生活

　　冰冻三尺非一日之寒，冠心病的形成也是如此。从某种角度说，除先天疾病之外，绝大多数疾病都是人们不良生活习惯长期"养成"的，平日熬夜、嗜酒、吸烟、懒动，不知不觉血管开始变得瘀阻，冠心病也随之找上门来。正式从这个角度，我们说冠心病并不是难预防，也不难治疗，只要你能从生活的点滴做起，注意日常养护、调治即可远离冠心病，最大可能享受健康生活。

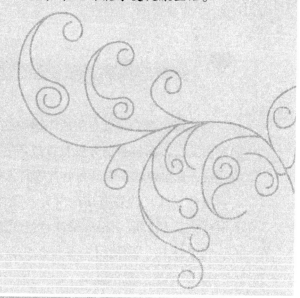

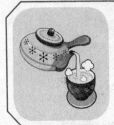

第一节

了解急救知识，防控冠心病

在家庭中，常有这样事件发生：一位患有冠心病的老人，原本好好的起身走路，但还没走几步，就开始手捂心口，难受之极地倒下了，家人慌忙中不知该怎么办，有些甚至错误将老人扶起，结果老人因没有得到及时的救治而匆忙地辞世了。这种悲剧让我们警醒，充分地认识到，防控冠心病急救知识是不可或缺的，它不仅能及时给予冠心病患者恰当的救治，同时也会延续老人的生命，让老人的晚年生活更加快乐。下面就来为大家介绍几种防控冠心病的急救方法。

 突发心绞痛，试试耳穴按压法

心绞痛患者常常会在生活中遇到这样的问题：身在医院以外但心绞痛突然发作，而且身边又没有急救药物，怎么办？为了能迅速止痛，缓解症状，这里建议采取最简单有效的急救方法——"耳穴按压法"。

具体做法：先在耳廓的耳轮脚正中处，触探最敏感的痛点，即找到耳中穴，然后取一根火柴或牙签、细干树枝以及小细铁钉之类的东西，用其末端，稍稍用力按压此穴，大约1分钟即可出现止痛效果，2~3分钟可以缓解心绞痛，他人操作比自行操作效果更好。若痛感持续10分钟不缓解，须叫救护车。

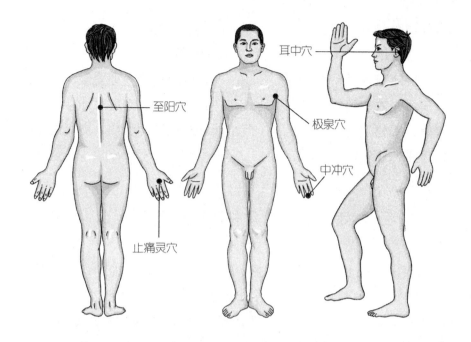

按压耳中穴时，有刺痛、酸痛、胀痛、烧灼痛以及麻木等感觉，这是正常的反应。先压左耳侧耳中穴，如果按压效果不敏感，改用右耳侧耳中穴按压。一次见效后每日按压6～8次，以巩固疗效。

除了耳穴按压之外，还可以按压中冲、极泉、至阳三个穴位。按穴位置及操作为：中冲穴位在中指指端末处，可用大拇指按压；极泉穴位在腋窝动脉应手处，按穴时用大拇指往腋窝上直接按压；至阳穴在背部两肩胛的下缘连线中点，按压时应在第七胸椎棘实下陷中。

此外，心绞痛有甚者可配经处奇穴"止痛灵穴"（位于手背2、3掌指关节下1寸处）。急救时按压穴位应连续用力刺激，频率约为每分钟100次。按压穴位，力度准确时，一般在40秒后即可见效。

需要特别说明的是，急性心绞痛求"稳"是一个重要的原则，就生命的挽救而言，尽可能送医院，而急救则是在送医院之前做的一些辅助救治。这期间，要注意做到这些事情：设法消除患者寒冷、情绪激动等诱因；立即给患者舌下含化硝酸甘油或硝酸异山梨酯（消心痛）1片，如未缓解，隔5～10分钟再含化1次，连续3次含化无效，胸痛持续15分钟以上者有发生心肌梗死的可能，应立即送医院等急救场所；可口服地西泮（安定）3毫克，有条件者应吸氧10~30分钟。冠心病患者应随身携带硝酸甘油等药物，一旦出现胸痛立即含服，并注意不要使用失效的药物。稳定型心绞痛在休息和含化硝酸甘油后心绞痛会缓解，不稳定型心绞痛是一个严重而潜在危险的疾病，应立即送医院治疗并严密观察。

"三步走"，急救急性心肌梗死

某人前天还和朋友外出休闲，第二天突感心里难过，送到医院时，他心跳呼吸已停止。虽然医生全力抢救，终无回天之术……这样的事儿不经意就会在身边发生。临床研究显示，临床中95%以上的心肌梗死是因冠状动脉粥样硬化，造成一支或多支血管管腔狭窄和心肌供血不足。在此基础上，一旦心肌血供急剧减少或中断，使心肌严重而持久地急性缺血达20~30分钟以上，即可发生急性心肌梗死，造成心脏不能正常工作，出现休克、心律失常、心功能衰竭，如果救治不及时，死亡的可能性很大。

急性心肌梗死是最危重的心脏急症，许多患者在发病后几个小时内死亡，其中未能及时到医院就诊便死亡的病人约占1/3，及早发现和正确处理非常重要。有冠心病病史的患者一旦出现胸闷、胸痛、气促等症状，就要考虑到发生心肌梗死的可能。所以，掌握急救知识变得很有必要。日常生活急救主要从3个方面做起：

1.行为控制

心肌梗死症状明显，要尽可能安抚好患者，让患者就地安卧，不要翻

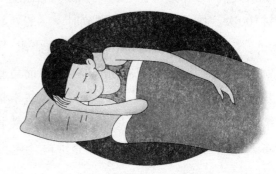

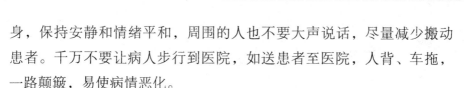

身，保持安静和情绪平和，周围的人也不要大声说话，尽量减少搬动患者。千万不要让病人步行到医院，如送患者至医院，人背、车拖，一路颠簸，易使病情恶化。

2.备药急救

家中有这样的患者要针对性备药。如遇到心肌梗死患者发作时，首先让患者立即躺下，停止活动，口服200～300毫克阿司匹林；如有胸痛者，可将硝酸甘油或硝酸异山梨酯（消心痛），嚼碎后置于患者舌下；心跳呼吸骤停者应立即进行人工呼吸和胸外按摩。中药可用苏合香丸、冠心苏合丸、庆余救心丸等。如有供氧条件，立即让患者吸氧，同时速与急救中心联系。

3.入院护理

急性心肌梗死患者入院24小时内绝对卧床休息，无并发症者24小时后在医护人员指导下可进行早期活动；入院后严密观察病情变化，给予心电监护，观察心率、血压、心律的变化，协助患者翻身、洗漱，满足患者生活所需；保持病室肃静，谢绝探视，减少不良刺激，使患者得到充分的休息，并备好各种抢救药品及抢救器械；入院后给予持续中流量吸氧（3～4升/分），以后根据病情改为低流量吸氧（1～2升/分），病情平稳后停止吸氧。每日更换鼻导管及蒸馏水一次，并将鼻导管从另一侧鼻孔插入；给予低脂、低胆固醇、高维生素、清淡易消化的半流食，少食多餐，不宜过饱。

此外，要注意配合保持大便通畅，入院后常规给予缓泻剂（如番茄叶、通便灵等），指导病人在床上排便，嘱咐患者排便时勿用力，以免加重心脏负担，发生意外。应用抗凝剂治疗者应注意皮肤黏膜有无出血点、大小便颜色。再就是要做好患者的心理护理，及时了解患者的心理状态，避免因不良心理因素影响而加重病情。

心肺复苏术，冠心病猝死的急救方法

冠心病猝死是冠心病患者因急性心功能衰竭而发生的突然意外死亡。由于患者原来就患有较为严重的冠心病，不管是否有胸痛、心慌等自觉症状，均可随时随地发生猝死，如日常生活里、旅行途中、工作之时等。一旦冠心病发作引起缺氧缺血的情况，就会导致猝死，抢救的时间也是分秒必争。

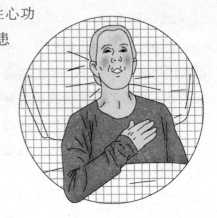

冠心病发生时，当医务人员还未赶到发病现场时，我们需要及时对冠心病患者进行现场急救措施，这样不但可以延缓病情，也对后期治疗有很大的帮助，那么当我们在向急救中心呼救的同时，还应做些什么现场急救措施呢？下面来详细说明：

1.仰头举颏法

首先把患者仰卧在木板上，做好紧急抢救准备。然后急救者位于患者一侧，用一只手置于患者的前额，用力往下压，另一手的食、中指放置于患者下颏（下巴），用力往上举，使患者气道充分打开。因为患者发生猝死时舌根会向后坠落，不同程度地堵塞气道入口处，因此要给患者通畅气道，保持呼吸畅通。

2.有氧呼吸法

冠心病患者发生猝死时，其肺脏已经缩陷，不能够进行有氧呼吸，故第一次需用力吹两口气，观察到胸腹部有起伏即可。而后每分钟吹气12～16次。注意吹气时应捏闭患者鼻孔，并口对口密封。由于急救者吹出的气中18%是氧气（大气中含21%的氧），只要吹气正确，可使患者得到充分的氧，使其保持一定的有氧呼吸。

3.胸外心脏按压法

冠心病发生时利用胸外心脏按压法，可使肺部氧气送达大脑和其他脏器，即用人工的方法使心脏跳动。急救者可用一手掌根放置于患者的胸骨中下1/3处，另一手掌根重叠于前一手背上，然后两手臂绷直，用腰部的力量向下按压，深度为3.5~4.5厘米。频率为每分钟80~100次。

这些方法通常被称为心肺复苏术。如果单人操作，则以15：2进行，即15次胸外心脏按压和2次人工呼吸交替进行；如果是双人操作，则以5：1比例，即5次胸外心脏按压和1次人工呼吸交替进行。心肺复苏的急救不能随意停止，一直要坚持到救护车到达，及时把患者送往医院进行进一步的急救，这样才有可能提高猝死者的生存率。

 ## 备好急救箱，"外治疗法"缓解心绞痛

当今社会发展速度快，给人造成了很大的生活压力，人的身体也会出现不同的疾病。而中医作为中华民族的传统瑰宝，在疾病治疗上有着其独特之处，很多人都会选择中医来治病和养生。为了让你了解更多的中医类知识，生活专家特别准备了丰富的系列资讯，帮助大家对中医有更多的认识。下面介绍几种方法防治心绞痛。

防治心绞痛的方法如下：

1.鼻闻散

细辛45克，肉桂粉30克，麝香1克，冰片2.4克。上药研末和匀，用时取少许药末放在手心中，轻轻吸入鼻内，对心绞痛有一定的缓解作用。

2.心舒药烟

沉香、薤白、马兜铃、丹参、川芎、葛根、蜂蜜、甘草等掺入适量烟丝，制成卷烟，需要时，点吸1/2~1支。或用桔梗、贝母各1克，巴豆0.3克，上药捣末，用时取药装入旱烟袋中，点燃吸烟，每次吸

1～2锅。

3.硝酸甘油外用制剂

硝酸甘油是防治心绞痛最常用、最有效的药物，除含化片、控释口服片和注射剂外，还有两种外用剂型可供选用：

（1）贴膜：以铝箔为底衬，中间药层为糊状物，上面覆盖椭圆形片状释药末。临用时揭去保护层，贴于前胸、上臂、腹部等处。药物持续缓慢地透过皮肤进入血液循环并发挥作用，不需经过肝脏代谢，提高了生物利用度。每张贴膜面积10厘米^2，含硝酸甘油25毫克。贴敷后2小时内血药浓度达恒定值，持续作用可维持24小时，可用于预防慢性心绞痛。药膜去除后作用很快消失，重复使用不产生药物蓄积。初期治疗每日可用1张。长期使用能产生药物耐药性，可增加使用量，但一天最多不要超过4张。

（2）气雾剂：将硝酸甘油乙醇溶液充于密闭的气雾剂瓶内。在抛射剂的推动下，药液以雾状喷入口腔，通过口腔黏膜的吸收迅速发挥药效，30秒即可缓解心绞痛，有高效、快速、稳定、方便的特点。

4.按压至阳穴

经临床应用和与使用硝酸甘油解除心绞痛来比较，使用硝酸甘油5～10分钟后疼痛可得到缓解，而按压至阳穴只需要10～30秒钟，病情就能缓解。至阳穴位于第七胸椎棘突下凹陷中。心绞痛发作时用5分硬币一枚，将其边放于至阳穴上按压，按压一次有效作用时间持续25分钟，一般按压4分钟即可。每天定时做预防性按压（以一手拇指按压于至阳穴上，逐渐加大压力，以局部出现酸、胀、麻感为度），可防治心绞痛。

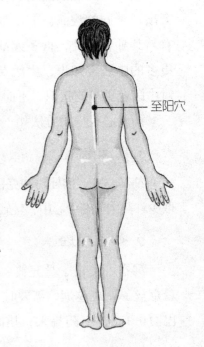

至阳穴

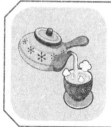

第二节

护理知识，冠心病患者不可不知

在日常生活中，冠心病患者的护理是非常重要的，无论是简单的起居，还是出门远行，以及个人的夫妻生活，都需要循规蹈矩，步步为营，逐渐适应。因此，患者及其家属都应该通晓护理知识。

 步步为营，为冠心病患者护航

除了先天性遗传外，后天的不良生活方式也是导致该病的重要因素，因此，牢记抵御冠心病的5条防线尤为重要，普通人群特别是中老年人，如果坚持实施这个方案，就能够预防发病和减少致残率。

第一条防线：防发病

怎么样做到防发病呢？首先是要控制血糖、降血压、调节血脂3项指标。控制血糖时，患者需接受强有力的行为干预，改变不良生活方式，强化降压、调脂治疗。患有高血压的患者，应将血压控制在140/90毫米汞柱以下（同时患有糖尿病者，血压应控制在130/80毫米汞柱以下），如有波动，必须及时用药。调节血脂是预防发病的重中之重，需要全面调整饮食结构、合理运动，并做好控制血糖、降血压的工作，这样才能综合、有效、健康地调节血脂。

　　防发病即防患于未然。最基本的措施是改变不健康的生活方式，特别是中老年人，夜间醒来，睁开眼睛后，继续平卧半分钟，再在床上坐半分钟，然后双退下垂床沿坐半分钟，最后再下地活动。因为脑血栓、脑出血、心脏猝死等常发生在夜间。这主要是由于夜间体位的突然变化，造成心脑血管供血不足，特别是老年人神经调节慢，更容易发生危险。即使是普通人，也应该注意避免因体位突然变化造成晕厥。经常进行有氧代谢运动，如走路、跑步、爬山、跳绳、骑自行车、滑旱冰、游泳等，长期进行这些运动能提高机体的携氧能力，提高心、肺功能。再就是提倡健康饮食并戒烟限酒。

　　第二条防线：防事件

　　我们知道，发生心肌梗死、脑卒中等严重事件的基础是"不稳定斑块"破裂后引发不同程度的血栓，而且患者半数以上无先兆症状而突然发作，目前尚无准确的预测手段。防此类事件的核心有2点：一是通过改善血管内皮功能、抗炎和抗栓作用促使其斑块稳定。二是抗栓，最便宜、最有效的老药阿司匹林是首选药，预防用量75～80（100）毫克，每日1次，晚上睡前服。但要注意，高血压患者应该在血压控制达标后，再联合使用阿司匹林；注意减少出血并发症，特别是有胃溃疡病史者或老年患者更应谨慎。

　　第三条防线：防后果

　　因为冠心病最常见的表现是胸痛，而且急性心肌梗死半数以上无先兆，大多是以突发的胸闷、胸痛为主要临床表现。而从血栓形成到血管供应的心肌组织坏死，动物学实验是1小时，在人身上最长是6～12小时。"命系1小时"，就是医学上抢救的黄金时间。治疗越早，挽救的心肌越多。时间没抓住，患者将付出致残、致死的代价。目前在相当多患者中间存有3个误区：一是忽视心梗的紧急信号——胸痛，因为心梗的发生常常在后半夜至凌晨，患者往往因不愿叫醒亲属，而熬到天亮，因而错失良机；二是一向没病、没有胸痛的人突发胸痛时，以为是胃痛，挺挺就过去了；三是心梗发生于白天时，患者就诊的基层单位顾虑转诊有危险，没将患者转到有抢救条件的大医院治疗，致使宝贵的"时间窗"关闭而造成患者的死亡。

第四条防线：防复发

对已获救的心肌梗死、脑卒中的存活者，最重要的是防止复发。其具体做法是：

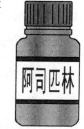

（1）服阿司匹林。

（2）用血管紧张素转换酶抑制剂（药名后两字为普利者，如贝那普利、依那普利、福辛普利、培哚普利、雷米普利、卡托普利属此类药）。β-受体阻滞剂如美托洛尔（倍他洛克）、比索洛尔（康可）、卡维地络（达利全）；控制血压。

（3）降胆固醇（用普伐他丁、辛伐他汀等他汀类药物）；戒烟、限酒。

（4）控制糖尿病；合理饮食。

（5）适量运动；健康教育。每个患者必须逐条逐项严格按照以上5条去做，才能有效控制危险因素。

第五条防线：防治心力衰竭

慢性心力衰竭的用药要逐渐调整剂量，需相对固定的医生负责个体化的系统治疗过程。目前对慢性心力衰竭有很多新的治疗方法，药品也相对便宜，但住院费用较高。患者最好是在大医院心力衰竭门诊建立档案，再与社区的电子病历形成联网，设家庭病历，对每位患者病情实施监控。这样就可以用最小的代价、最高的质量挽救更多的生命，让一些慢性的重病患者回归社会、回归家庭。

"十大心法"，预防冠心病

避免大悲大喜，著名心血管病专家洪昭光教授说过："谁掌握了心理平衡，谁就掌握了健康的钥匙。"情绪激动是健康之大忌，更是冠心病发病的罪魁祸首!老人退休后，有的"心"仍没退，失落感困扰得心神不安；有的为儿孙前途、婚姻住房、家庭琐事等，忙得精疲力竭；有的因丧偶、家庭不和、经济拮据等，忧心忡忡。长期精神紧张、焦虑、烦恼、抑郁，易引发高血压、冠心病、糖尿病、癌症等，影响身心健康和长寿。因此，要注重养"心"，学会驾驭和调控好自己的情绪。

1.静心

心静是养生之本。心乱则百病生，心静则百病息。心常静则神安，神安则精神皆安。遇事想得开，顺其自然，心平气和，恬淡平静。

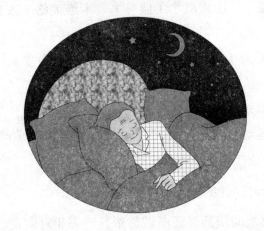

2.清心

人生在世，要有"淡泊于名利，宁静以致远"的高雅境界，心清如水，淡泊名利，将外界一切干扰心灵之事拒之门外，自得其乐，心情畅快。

3.宽心

历经坎坷的老人心胸要像大海一样宽阔，容纳百川。遇不顺心事想得开，不气不愁，不动肝火，心襟豁达坦荡，自我化解烦恼。宽心能融化心头的冰霜，驱散愁云。宽容他人，也善待了自己。宽容会使生活中的苦辣甜酸转化为五彩缤纷的乐章。

4.忍心

人活在世上难免磕磕碰碰。要百事忍为上，宽宏大度，不流言飞语，不思谋报复，不钩心斗角，搞好家庭和人际关系。容忍大度，乐在其中。

5.用心

人老了不要光想着养尊处优，无所事事，而要多动脑筋，活到老，学到老。多读书看报，勤思常琢磨，不仅增长知识，还可强身健心，延缓衰老。人要多些兴趣爱好，如书画、下棋、唱歌、跳舞、养花、钓鱼、集邮等，可陶冶情操，心身康泰。

6.童心

老人应常藏童心，常存童趣，与孙辈逗玩、逛马路、遛公园、搭积木、放风筝，含饴弄孙，享受天伦之乐。欢声笑语伴身边，笑口常开，青春常驻，颐享天年。

7.爱心

老年夫妇之间要以爱心相伴。常言道："一日夫妻百日恩，百日夫妻似海深"；"妻贤夫少病，好妻胜良药"，即是此理。夫妻和睦，互敬互爱，互帮互学，互尊互信，取长补短，温馨欢快，有益健康长寿。

8.善心

与人相处善良正直，心地坦荡，助人为乐，不仅百事无忧，而且心旷神怡。念人之长，谅人之短，扬人之长，补己之短，和谐人际关系，这种积极健康的心态，有助于延年益寿。

9.信心

老人对生活要有充足的信心，相信什么困难都能克服，什么疾病都能战胜。信心能产生强大的生命力，是老年生活中的精神支柱，有益于身心健康。

10.恒心

恒心是长寿的必备条件。比如，锻炼身体只有坚持经常运动才能达到健身的目的。不论做什么事，只有持之以恒，才能获得成功的喜悦。

防治冠心病，切勿忽视细节

患了冠心病不能有半点闪失，轻则病情加重，重则可能会有生命危险。这里归纳整理一些生活中的防治"小细节"，以备参考。

1.探望患者注意安抚情绪

现在人们都很忙，但亲友生病了总会抽出时间探望。亲朋好友相聚，说话多，往往情绪容易激动。这很容易刺激交感神经末梢和肾上腺的分泌增加，致使血压升高，心率加快、心肌耗氧量增加，容易诱发心律失常、心绞痛和心肌梗死，有的甚至造成猝死。如出现头昏、头晕、胸闷、心前区不适，应立即卧床休息，保持情绪稳定。

2.看电视的时间不宜过长

日常生活要规律，老年心血管病患者要保持平时的生活节奏，看电视的时间不宜过长，要注意劳逸结合，中午休息1～2小时，每天保证睡眠8小时以上。

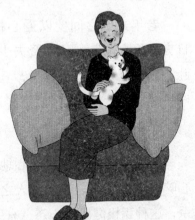

看电视时间不宜太长

3.排大便时不要过分用力

排便时切忌急于排空而用力屏气，用力过猛可使血压骤升而诱发意外。老年心血管患者上厕所大便时不要过分用力，以免引起血压升高或心绞痛发作。患者应学会排便时的自我放松，轻轻用力。排便体位应取坐式，不宜蹲式，如厕时不可反关卫生间房门，便后不要骤然站起，双手拄膝，缓缓起立。养成定时排便的习惯，如大便非常干燥可服些缓泻剂，如火麻仁丸、大黄苏打片、果导片或番泻叶，以利排便。

4.饮水、洗漱、足浴宜用温水

寒冷刺激也是心绞痛发作常见的诱因，骤然冷水刺激可致血管收缩而使血压升高。晨起即饮一杯白开水，或喝杯牛奶、豆浆，注意温度宜与体温相当，可稀释血液，又可保持血液中的代谢废物尽快排出体外，冬季尤该如此。

足浴的时候，给左上肢做局部温水浴，水温从37℃开始，逐渐调整到42℃，使局部末梢血管和冠状动脉反射性扩张，改善冠脉循环。

5.上午吃药，下午锻炼

调查资料表明，由心肌缺血和致命性心律失常引起的心脏病急发率和猝死率，以上午6～12时最高，尤其是睡醒后头3个小时心脏最容易"闹事"。专家们称这段时间为冠心病发病的"清晨峰"，可运用这一生物节律掌握用药时间。每天最好在清晨和午睡前服用1～2次能缓解发作症状的药物。

心脏活动的节律也为心脏病患者选择锻炼时间提供了科学依据，最适宜运动且相对安全的锻炼时间是下午。一般来说，冠心病患者应进行力所能及的体育锻炼，如散步、体操、慢跑等，以增强心脑功能，增加冠状动脉血流并建立侧支循环。

穿衣，冠心病患者大有讲究

心血管病患者怕受寒，特别是头部受到寒冷刺激，会引起血管收缩导致血压上升，因此，出门要注意保暖，衣着应宽松，最好选用既轻又暖的衣服。

1.帽子——脑部保暖

若衣着过紧过硬，会妨碍血液循环，对病情极为不利。宜戴柔软、轻便、暖和的帽子。若帽子过小、紧箍头部，会影响头部血液循环，也会引起血压波动。

2.领带——颈动脉窦

颈部有人体最主要的血压控制器——颈动脉窦，若领子或领带系得过紧，会压迫颈动脉窦而造成血压骤降，严重的会引起晕厥，甚至猝死。因此，心血管病患者最好不要系领带，衣物领子不能过紧过硬，以防发生意外。

3.裤带——扎得别过紧

心血管病患者如果裤带扎得过紧，会使腰部以下的血流受阻，以及负荷加重，血压增高。所以，心血管病患者，尤其是病情较重或腹部肥胖者，宜穿背带裤，用餐时要将裤带放松些。午睡时，最好将裤带解开。

4.鞋袜——棉袜或羊毛袜

入冬后，心血管病患者要选择保暖效果好、轻便的棉袜或羊毛袜。袜口宜松不宜紧，如果袜口过紧会阻碍小腿和脚部的血液循环；另外，心血管病患者要选择稍大一些、既轻便又保暖的布鞋。小而重的鞋会妨碍脚部的血液循环。

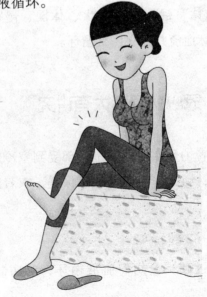

专家指导：冠心病患者睡眠有方法

人睡觉也有讲究，对冠心病患者来说尤其是如此。医学家按照时间生物学的研究方法，发现冠心病发作的可能性从傍晚6点钟开始升高，晚9～11点是该病最容易发作的一段时间。冠心病患者要加倍注意，尽量避免诱发因素，减少冠心病发作的几率。调查发现，日常生活中出现严重的并发症，往往是因为平时生活上不注意，如睡前过度兴奋，饮酒又饱餐，都会导致晚上睡眠障碍，最终出现严重的并发症。那么，如何才能做到科学睡眠、提高睡眠质量呢？

1.晚餐不宜过饱

一般家庭晚餐较丰盛，冠心病患者饱餐后腹内容物增加，胃肠膨胀，膈上抬，会使呼吸困难；为消化过多的食物，需要更多的血液供应消化系统，既加重了心脏负担又使冠状动脉供血减少，因而易引起心绞痛及心肌梗死。

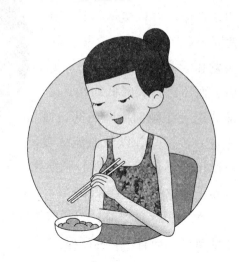

2.娱乐别太过投入

晚上看电视或进行某些娱乐活动对冠心病患者具有一定的危险。可看一些内容轻松愉快的节目，不要看惊险恐怖的片子和竞争激烈的体育节目，音量宜小些，持续时间不要超过2小时。不论是看什么节目，都不要过于认真而"目不转睛"，每看半小时，活动一下身体。情绪过分激动，交感神经兴奋，血液中的儿茶酚胺物质增加，易引起血压升高，冠状动脉痉挛，致使心肌缺血，诱发心绞痛或心肌梗死。

尤为要注意的是，冠心病患者不宜打麻将、玩扑克，更不能参加赌博或通宵玩乐，这对自己是致命的游戏。

3.睡前保健

按时就寝，养成上床前用温水烫脚的习惯，然后按摩双足足心，促进血液循环，有利于解除一天的疲乏。冠心病患者晚餐应清淡，食量也不宜多，吃七八成饱，睡前半小时喝一杯凉开水，不要怕夜间多尿而不敢饮水，如进水量不足，会使夜间血液黏稠；睡前避免饮茶、咖啡、烈性酒等。

4.穿睡衣睡觉

夜晚寒冷可增加心绞痛、心肌梗死的发病概率。寒冷能使交感神经兴奋，冠状动脉痉挛，可使冠心病症状加重，诱发冠心病发作。况且人在晚上入睡后，血压比白天降低约20%。部分患者在睡前服降压药，血压进一步下降，以致血流缓慢，心脏供血不足，易诱发心肌梗死，所以晚上睡觉应该注意保暖。

在上床休息之前，要在床头固定的地方放上自备急救药盒，要顺手能拿到，而且不容易碰掉。

5.睡眠体位

冠心病患者宜采用头高脚低右侧卧位。使心脏不受压迫，同时全身肌肉松弛，呼吸通畅，能确保全身在睡眠状态下所需氧气的供给，有利于大脑得到充分休息。清晨是冠心病患者心绞痛、心肌梗死的多发时刻。因此，早晨醒来仰卧5～10分钟，进行心前区和头部的按摩，深呼吸，打哈欠，伸懒腰，活动四肢。起床后及时喝一杯凉开水，加速血液循环，可最大限度防止心脏病猝发。

6.要习惯午睡

有研究发现，每天午睡30分钟可使冠心病患者的心绞痛发病率减少30%。因此，冠心病患者必须午睡，同时要注意姿势。例如：有些患有冠心病的老年人习惯坐着打盹儿，这种姿势会压迫胸部，影响呼吸，使心脏负荷加重，且会引起脑部缺血，因此是不可取的。

 ## 出差旅行，注意防范冠心病发作

随着社会发展及人们生活理念的改变，一些中老年朋友也开始热衷旅游，但患有冠心病的中老年朋友心里却感到很"没底儿"。其实，冠心病患者在病情稳定的情况下，如心绞痛停止发作3个月以上或心肌梗死病情已稳定1~2年，是可以外出旅游的。但旅途中要注意防范冠心病的发作。需注意以下几点：

（1）旅游时间应选择在气候温暖且适宜的时候，不应是酷夏或寒冬。

（2）旅途中，务必在出发前准备一个急救盒，随身携带治疗冠心病的药物，尤其是救急药，如硝酸甘油等，供旅行中应急用。

（3）为了减小交通工具对心脏的刺激，冠心病患者应选乘火车，因为乘火车外出受气压影响较小。

（4）旅途中，尽量保持平时的生活规律，按时服药，按时起居饮食，做好自

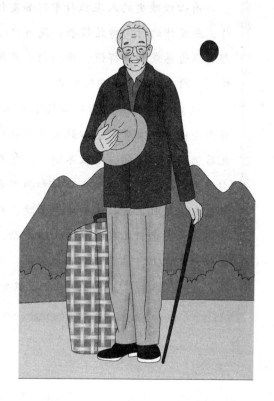

我保健。无论是饥饿时还是佳肴多时，吃得都切勿过饱。

（5）日程安排不要太过匆忙，要留有余地，以感到活动轻松愉快不疲惫为度。

（6）旅游应以游览观光为主，不应参加爬山、游泳等活动量相对较大的项目，不要逞强登山或从事活动剧烈的运动，避免增加心脏的负荷。

（7）要维持稳定的情绪，途中无论碰到何事，都应稳定。喜、怒、忧、思、惊、恐、悲七情，大勃然不发。如实在不能控制，可即刻服2.5毫克地西泮（安定）片。

（8）外出旅游时，一定要有家属随身陪护，注意防寒保暖，预防感冒，避免过度疲劳，保证充足睡眠。

专 家 提 醒

有心绞痛史的人在旅行中假如发作较频繁，或充分休息后仍发作，或发作的时间持续较长；没有过心绞痛者出现胸前区剧痛、胸部有压迫感或胸闷得慌、疼痛向左肩和下方放射（这就是心绞痛发作），均应立即含服硝酸甘油。

假如含服硝酸甘油后心绞痛仍未缓解，且已达10分钟以上并伴出冷汗，就要考虑是心肌梗死的前期预兆。如在出现心肌梗死前兆后仍然服药无效，症状不消，且伴有心神烦躁、面色苍白、自觉心律不齐、恶心、呕吐、口唇和指甲发紫，就应考虑到心肌梗死已经发生。这时，抢救生命迫在眉睫，应立即小心地送医院救治，绝对不能让患者自己或搀扶着患者走动，一定要非常小心地将患者抬上担架或车上，注意患者不能仰卧，只能取半卧位，运送途中要平稳，不能起落颠簸，否则医院也没机会抢救。

适量献血，降低冠心病的发病率

　　1984~1989年芬兰科学院院士萨洛宁教授和他的研究小组对本国2 782名42～60岁之间的男子进行了调查分析。结果表明，献过血的人5年半后患冠心病的比例比没有献过血的人少86%，在另一项研究中，对献血1～12次的1 532名献血员跟踪观察，结果仅有1人发生心肌梗死。同时对未献过血的2 306人进行对照观察，有226人发生急性心肌梗死，发生率竟高达9.8%，与献血组有明显的区别。近年来，我国青岛医学院附属医院神经内科的专家，以"关于多次献血者血液稀释状态与动脉压及心脑血管病的关系"为课题，对多次献血者127例、高血压患者87例、缺血性卒中患者60例进行了血液流变学对照性研究，结果表明：献血对心脑血管病有良好的远期影响，对减少心脑血管病的发病率具有积极的预防作用。

　　又据美国堪萨斯大学医学中心心脑疾病研究小组对655名献过血的人和约3 000名未献过血的人进行跟踪调查，结果发现在过去3年中献过血的男子患心血管疾病的危险只有后者的1/3。研究人员解释说，这一现象与体内铁元素储存量减少有关。铁元素在人体合成氧化酶过程中起催化剂作用。献血后体内铁元素储存量可明显减少，献血员每献出500毫升血相当于排出200～500毫克铁，因而体内合成的氧化酶也相应减少，这样血液中的脂质被氧化的数量就小，从而减少了附着在血管壁上的沉积物，降低了心血管疾病的发病率。

　　中国、芬兰及美国科学家的研究表明，献过血的男子患心血管疾病的危险性将大大降低。为此，芬兰的医生们建议男子每年最少献血一次，这样既有利于预防自己患心血管疾病，又有助于他人，是一举两得的好事，但我们强调一句：这要根据个人自身条件，尽可能在医生的指导下去做。

"性福"生活，冠心病患者的生活宜忌

体质较好，病情又不严重的冠心病患者，可以过性生活。适宜的性生活对患者有益无害，但血压高于180/120毫米汞柱或近期有心绞痛发作，或处于心肌梗死恢复期，在并发心力衰竭尚未控制时，应暂停过性生活。即使可以过性生活的冠心病患者，在性生活中动作也宜轻柔，宜缓不宜急，宜短不宜长，切忌过分猛烈和过度兴奋，以防发生不测。

1.性生活指导

一般情况下，如无并发症，心肌梗死后6～8周便可开始恢复。就日常生活来看，如果患者能操作每分钟消耗25.1～33.5焦耳（6～8卡）热量的活动（例如木工、用手除草）而没有症状，脉搏、血压及心电图没有异常时，就能安全地恢复性活动。恢复正常的性生活后，如有下列情形表示心脏过劳：

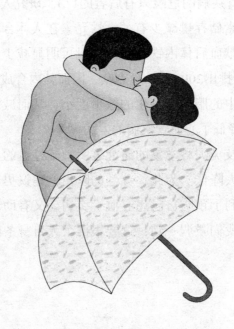

（1）性交后心跳、呼吸过度持续20～30分钟。

（2）性交后心悸现象持续15分钟。

（3）性交时或性交后感到胸痛。

（4）性交后不易入睡或整天都非常疲惫。

2.性行为指导

（1）在性交前舌下含服硝酸甘油。

（2）"前奏"是必需的，轻音乐、温水浴都有助于身体放松。

（3）性交之前最好能有一段休息时间，早晨是一个理想的时间，精神好，且此时心肌功能强。

（4）禁止婚外性行为，因为会增加心脏负荷。

3.禁止性交的情况

（1）大餐后或喝酒后，不能立刻有性活动，最好等3～4小时以后。

（2）环境温度太冷或太热的情况下，不要进行性生活，一般室温应保持在23～25℃最为适宜。

（3）焦虑、生气、愤怒时，不要进行性生活，一定要等情绪稳定下来，再逐步进行。

（4）性行为后还要做劳累的工作时。身体劳累时，心脏负荷重，此时应尽早休息，减缓心脏负荷，缓解不适感。

调节心情，别让坏情绪伤了你的"心"

研究证明，心理、社会因素可诱发或加重冠心病，行为应激可触发各种心律失常，甚至猝死。冠心病患者的心理状态直接影响着病情发展，尤其是在心肌梗死发病阶段，当胸痛发作产生濒死感时，又多有紧张、焦虑、抑郁和压抑情绪，从而加重病情，所以冠心病患者的心理护理在疾病恢复过程中占有重要地位。

1.紧张焦虑是一味毒药

焦虑的原因多因起病较急，症状重，缺乏思想准备；对疾病知识的了解缺乏；疼痛引起的濒死感以及没有亲人陪伴或经济压力等，使患者产生强烈的紧张、恐惧和焦虑心理。出现焦虑症状，如失眠、多梦易醒、极度恐惧、烦躁、易怒、自卑、情绪低落、神经过敏等，其中出现中度以上焦虑症状的占90%。此种情况多见于初次发病患者。

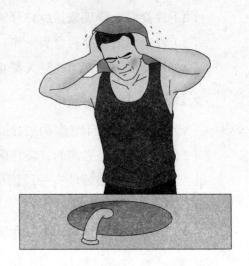

因此家人应主动热情地接纳他们，医院方耐心细致地介绍病房环境、规章制度及主治医生、责任护士。治疗上应采取行之有效的措施，尽快控制病情，缓解症状，使患者获得安全感。同时要做好保护性治疗，病情控制后，对其进行支持性心理治疗，使患者了解疾病治疗过程，增加安全感，并指导患者学会放松来消除不良情绪，充分调动主观能动性，减少紧张焦虑。

2.抑郁消极是发病的催化剂

这类患者多见于再发性心肌梗死、反复心衰发作、不稳定型心绞痛患者。往往因病情反复发作，药物疗效差，对疾病的恢复失去信心，总感到身体不适，表现为抑郁、悲观、愁眉不展，对人冷漠。

可采用解释性心理治疗，安慰开导鼓励患者，帮助他们认识复发的诱因，学会预防措施，延缓疾病进展，增强战胜疾病的信心。医护人员在解释时，言语要通俗易懂，少用医学术语，语速要慢，语调舒缓平和；对一些不易理解的问题，应举一些浅显易懂的例子。同时应争取家属的配合支持，多陪伴患者，使其感到家庭给予的温暖。

3.敏感多疑是一把伤心的剑

这类患者把一次性的头痛、牙痛、肩背痛、右侧胸痛均看成是心绞痛发作，并十分注意观察家属和医护人员对其疾病的态度，怀疑对他隐瞒了疾病的严重程度，或者是担心医护人员能否给予精心治疗等，因此整日卧床不起，依赖性强，导致不必要的心理负担，甚至会把书上的症状想象成自己的症状，稍有不适就认为是病情加重。

医护人员在护理上应采取支持性心理治疗，耐心解释和安慰，特别注意要态度和蔼，有问必答，使患者对疾病有正确的了解，消除顾虑，配合治疗。必要时给予综合性暗示疗法，包括心理支持、言语诱导，配合药物，强化暗示，使患者达到自我暗示，改善心理状态，消除敏感多疑的心理。

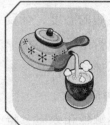

第三节

四季调养，小细节大疗效

一年有四季，春夏秋冬。相应地，人体也有"四性"，寒热温凉。四季气候的变化无疑会影响人体生理变化。因此，想要防控冠心病，还需顺应四季的变化规律，适时养生，从细节做起，进行适当调摄，加强人体正气，抵御疾病的侵袭，找到适合自己的四季养生妙法。

 初春起居，注重细节防治冠心病

冬末春初，气温改变如同坐过山车，忽而春风和煦，忽而濒临冰点。虽然就冠心病患者如何应对天气变化大起大落的文章已经做过许多篇，但是每次提及防病细节和起居要点，仍然能引起患者的共鸣。那些不起眼的小动作、小细节契合时机并恰到好处地提醒患者，帮助患者时刻保护好自己，避免发病。

1.注意保暖，避免迎风疾走

大风降温时，因寒冷刺激，特别是迎风疾走，易使交感神经兴奋，使心率加快，血压升高，体循环血管收缩，外周阻力增加，心肌耗氧量增多，直接影响心脏本身的血液供应。心脏急症的发生率往往会大幅增加。患者最好减少外出，保持室温在一个舒适的水平，必要时使用空调或取暖器。

2.合理膳食，避免体重超标

告别了节假日，饮食渐渐恢复了日常规律。提倡少食多餐，七八成饱，粗细粮搭配，低盐、低脂、低糖、低热量饮食，并可适当多食富含植物纤维的食物（如芹菜等），同时可食用具有降血脂、保护心脑血管的食物（如洋葱、少量的红葡萄酒等）。肥胖加重心脏的负担，因而，体重不能超标。

3.心理平衡，避免大喜大悲

情绪激动是健康之大忌，更是冠心病发病的罪魁祸首。不少患者都是在争吵后出现胸闷、胸痛加重而就医的。

4.适当运动，切忌久卧久坐

久卧久坐会使血流缓慢，血栓形成，但需要注意，在气温低的清晨不宜晨练，宜选择下午较暖和的时间进行适量的体育锻炼，如散步、慢跑、游泳、打太极拳等。运动要因人而异，量力而行，循序渐进，适可而止，运动量以无不适感为度，稍感不适应及时停止锻炼，过量而会诱发心绞痛甚至心肌梗死。持之以恒的运动可以改善心脏的功能。

5.增强体质，避免感染

骤冷骤热可使呼吸道及全身抵抗力降低，极容易发生感冒和急性支气管炎。近年来的研究表明：急性炎症过程会引起粥样斑块破裂，大量的炎性介质会破坏血液系统凝血抗凝平衡，导致血栓形成等病理过程。同时感染会加重心脏的负担，诱发心力衰竭。冠心病患者一旦感染，无论轻重都应积极治疗。

6.纠正不良生活习惯

吸烟可以引起冠心病、高血压、慢性支气管炎、肺癌等疾病，是人类健康的一大杀手。冠心病患者戒烟，是十分必要的。

7.坚持长期治疗，不可随意自行停用药物

冠心病是一种慢性器质性疾病，目前还无法根治，所以坚持治疗非常重要。不少患者往往吃了一段时间药物后，觉得自己蛮好，没什么不舒服，就自行停用药物了，而这对于患者而言，是十分不利的。临床上医师所开具的很多药物都是经过长期临床使用和大量临床试验得出的有良好效果的药物，这些药物可扩张冠状动脉，保护缺血心肌，抗血小板黏附聚集，减少心肌梗死的发生，改善心脏功能，不仅能防治冠心病心绞痛的发生，还能尽可能延缓疾病进展，延缓心力衰竭的发生，从而尽力避免影响患者的生活质量。

做到上述几点，大部分患者基本可以平安度过冬春季节更替期。近年来冠心病首次发病年轻化，且突发恶性事件较多，如许多青年英才和明星英年早逝就是惨痛教训。因此，对于许多忙碌的上班族来说，要充分重视自己的心脏，一旦出现胸闷、胸痛、上腹痛、牙痛、手麻等不适症状，应该及时到医院诊治，时间就是生命！

春饮花茶，清热利湿防治冠心病

春季，和风送爽，万物复苏，是百花盛开的时节，但也是冠心病的高发季节。传统医学认为，鲜花草木，以其色、香、味构成不同的"气"和"性"，只要用中医药理论使这些"气"和"性"发挥出治疗保健功能，就会对人的身心产生相应的治疗保健作用。下面就简单介绍一些春季防治冠心病的花疗知识。这里为大家推荐三款花卉的食疗方。

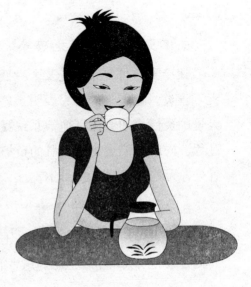

1.木棉花茶

木棉花味甘、淡，性凉，有清热利湿、解暑的功用。现代医学证明木棉花有强心作用。取干木棉花50克，蜂蜜250克；将木棉花研为细末，和蜂蜜调和均匀，每取50克，加温开水炖沸，候温服用，日服1～2次。

2.杜鹃花茶

杜鹃花味甜，性温，长期饮用能降血脂、降胆固醇、消炎、滋润养颜、养颜和血；可以预防冠心病。杜鹃花有一定毒性，请在专家指导下使用。黄色杜鹃的植株和花内均含有毒素，误食会中毒；白色杜鹃的花中含有四环二萜类毒素，人中毒后会引起呕吐、呼吸困难、四肢麻木等，重者会引起休克，严重危害人体健康。杜鹃花适合单泡，一茶匙干燥的杜鹃花茶，用一杯滚烫开水冲泡，焖约10分钟后即可，可酌加冰糖或蜂蜜饮用。

3.玫瑰花茶

以其艳丽的花朵和浓郁的香气为人们所喜爱。玫瑰花茶是在玫瑰花蕾含苞欲放时，于清晨5～7时采下，用文火烘干而成。玫瑰花瓣茶是茶中极品，常饮玫瑰花瓣茶，具有美容养颜、通经活络、理气解郁、活血化瘀之功效。玫瑰花瓣茶是一种珍贵的药材，对于高血压、心脏病有显著辅助疗效。

 ## 酷暑起居，预防冠心病有妙招

盛夏高温，是猝死高发的时期。炎热的夏日，阵雨闷热的天气，猝死事件在这个时期频频发生。中老年人中心源性猝死占所有猝死的80%~90%以上。心源性猝死常常毫无征兆，突然降临，但有些患者在发病前数天或数周会出现不适的征兆，千万不能忽视。比如，遇到突发胸闷、胸痛、心慌、气促、头晕和容易疲劳等，要及时就诊、及早治疗，不可疏忽大意。

尽管猝死的发生常常令人措手不及，但还是可以预防的，健康的生活方式是预防心源性猝死的重要措施之一。

1.密切监测血压

密切监测自己的血压变化并记录，在复诊时交给医生，并咨询医生的建议。如果出现血压过低，医生可能会根据情况适当调整药物方案，比如减少利尿剂的用量，选择缓和、长效的降压药等，绝对不要自行改变治疗方案或听从其他非专业人员的建议停药。

2.生活规律化

调查研究表明，每日午睡半小时者比不睡者冠心病死亡率少30%，其原因与午睡时血压下降、心率减慢，与白天的血压高峰出现一段低谷有关。因此，酷暑时节，有条件、有时间的人，可以考虑中午睡上半小时左右。不仅可以调节心跳和血流速度，还能使人感到放松，舒缓烦躁情绪，不易劳累。这就大大降低了心梗的发病概率。

午睡要注意三点：第一，午睡时间一定不能过长，一般患有心脑血管疾病的人，多为老年人，如果中午睡多了，很容易造成晚上失眠，造成身体生物钟紊乱，反而不利于健康；第二，午睡一定不要凑合，要找到条件允许之下，个人感觉最舒适的环境和姿势；第三，心脑血管疾病患者在午睡醒来后一定不要急躁，先在床上躺上半分钟，起身速度不要过快，起来后在床上坐上半分钟，等身体各个器官都"清醒"过来再起。

3.学会舒缓压力

生活节奏尽量减慢，学会自我舒缓压力，切忌过度疲劳。避免脱水，积极控制基础疾病：夏季不能放松对基础疾病的治疗，不要因为夏季血管扩张、血压下降而放松警惕。导致血压、血糖、血脂波动的因素有很多，应加强监测，定期随访，不可疏忽大意。

4.多喝水戒烟酒

　　炎炎夏日，随着大量出汗，体内的水分会大量流失，血管内的血容量会减少，血液浓缩会引起血液黏稠度的增加，容易形成血栓，导致心肌梗死和脑梗死的风险上升。因此，夏天一定要多喝水，来稀释血液浓度。老年人要做到不渴时也常喝水，如果等到渴了，再猛喝一通，会加重肠胃负担。饮水要注意时机，早上起床前、每餐吃饭前1小时和就寝前。多喝白开水或淡茶水，午饭和晚饭时可以喝些清淡的蔬菜汤，这样既补充了水分，又能维持体内水钠代谢的平衡，出门带瓶矿泉水。标准以每日1 500毫升尿为准，只要每日有1 500毫升左右的尿量即表示人体内水分足够。研究表明，绿茶有强抗氧自由基作用，有良好的防癌、防动脉粥样硬化效果，是色、香、味俱佳的上乘饮料。

　　吸烟对身体各个系统都会造成不良的影响，尤其对心血管的危害更大，而夏季酗酒事件频发，有可能成为猝死的诱因，所以戒烟限酒也是预防心源性猝死的一大措施。

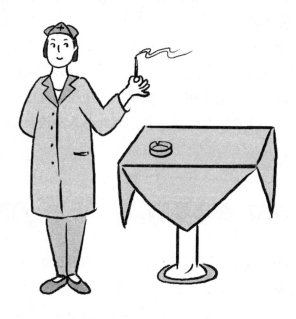

5.第一时间急救

心源性猝死的救治时间是半小时，超过这一时间，即使救治过来，预后也较差。所以，第一时间、第一地点、第一人进行人工心肺复苏，非常关键。

首先应使患者气道通畅，必须将患者放置在平板或平地上，取仰卧位，撤出枕头及垫在头部的衣物等，救护者双手将患者头部后仰，托住下颌关节，清除口腔异物，使由鼻孔经咽喉部至气管的气道保持通畅，使猝死时松弛的舌根不至于后倾堵塞气道。

如果不做人工呼吸，对于心源性猝死患者，胸外心脏按压是最为重要的抢救措施：首先可以进行心前区捶击复律，拳头举高20～30厘米，捶击患者胸骨中下1/3处，可以做1～2次。然后扪颈动脉确定心跳是否恢复，如无施救者可以两手掌重叠置于患者胸骨下部，保证主要按压力放在胸骨上（以减少肋骨骨折的发生），按压时肘伸直，依靠自己身体的重力把手压下去，压低胸骨3～5厘米，然后突然放松，以60～100次/分的速率按压，连续按压不间断直至患者意识、心跳恢复或专业医护人员到达。

为保证时间，建议家中若有心血管病患者应给老人配备一手机，若发病时，老人可及时与家人联系。在家中，老人的房间也应该有个手机或者固定电话。因为发病时，他可能无法控制自己的肢体，不一定有力气到另外一个房间找电话求救，因此老人身边有个电话可方便发病时求救。

夏日炎炎，预防冠心病的"金三角"方案

中医学认为，夏季是阳气最盛的季节，容易产生心火，更容易出汗，如果不注意保养的话，心阴受损，就会导致心悸、失眠、胸痛等症状。从现代医学角度看，人体在高温环境里会出很多汗，导致血液中水分减少，血液黏稠度变高。血液黏稠一方面可以损伤血管内皮，

促使血脂、血小板等在受损的血管内皮处沉积，形成斑块，斑块形成后不断生长变大，使血管管腔变得越来越窄，影响血液供应，如果发生在供应心脏血液的血管里，就会引发心肌缺血、心绞痛。据统计，每年这个时候都是心绞痛、心肌梗死等心血管病的发病高峰期，人们应该对此采取哪些防治措施呢？

现在，国内医学界都在提倡防治心血管病的"金三角"方案，这个"金三角"方案就是他汀类药物+阿司匹林+通心络胶囊。其中，他汀类药物能降低血脂，阿司匹林抗凝，通心络胶囊与他汀类组合可以增强降脂效应，与阿司匹林组合可以增强抗凝、降低血液黏稠度的效果。三药合用，可以改善血液黏稠状态，改善血管内皮功能，防止硬化斑块形成。不难看出，"金三角"方案能很好地实现心血管病一级预防，保护夏季里心血管病易患人群的血管健康。

盛夏对付高温季节，冠心病患者也可以采取在高温季节坚持每天口服麝香保心丸，一日3次，一次2粒，连续服用3个月可有效防治冠心病心绞痛的发生，尤其是"隐匿性冠心病"患者，工作的同时更要关心自己的身体，保护好自己的心脏，莫让空调杀手乘虚而入。说到这里，以下几个相关的误区，患者与家属一定要注意。

误区1：天热血压正常了，不用服降压药了

在气温升高后，人的血管确实会有所扩张，部分冠心病合并高血压患者的高血压比较容易控制，在不服用降压药的情况下也可能血压正常。但我们现在服用的某些长效抗高血压药物同时还具有抗动脉粥样硬化的作用。显然夏季停用抗高血压药物是不太合适的，应该在医生的指导下调整药物剂量，而且还要经常测量自己的血压。

误区2：天热了吃得少，可以停用降脂药

降脂药的作用有两方面，一是有降低血脂的作用；二是抗动脉粥样硬化和稳定斑块。有些动物实验和大规模的临床研究发现，长期使用降脂的他汀类药物可以使动脉粥样硬化的斑块体积缩小。因此降脂药物，尤其是他汀类药物对于冠心病患者来说是需要长期服用的。

除了在医生的指导下合理用药，日常生活要注意劳逸结合，适当的身体锻炼也可以帮助广大的冠心病患者顺利度过炎热的夏日。

金秋起居，预防冠心病更需遵循规律

秋季天气变冷，昼夜温差增大，随之出现的冷空气会刺激人体毛细血管出现收缩，周围血管阻力增大，导致血压升高，心脏负荷加重，容易诱发冠心病等。寒冷还会引起冠状动脉痉挛，直接影响心脏血液供应，致使心绞痛或心肌梗死。北方气候干燥也容易引起体内血液黏稠度增加，血管运动产生异常变化，加重心肌负担，亦会出现心绞痛等，促使各种心脏病发作。

那么，这个秋天我们该如何进行心脏疾病的防治，让心脏病离我们的生活更远，让我们的生活更美好呢？建议将从以下几个方面加以防护。

1.起居有常

进入秋季，气候变化多端，受凉感冒的概率大增，患有心血管疾病的人容易旧疾复发或加重病情，因此要比往常更注意保养。同时，注意血压高、血脂高、血糖高、尿酸高以及肥胖等三高危险信号，这些都是"心脏病"的"危险信号"。因此，秋季要按时服用降压药、测量血压、定期进行相关检查，如

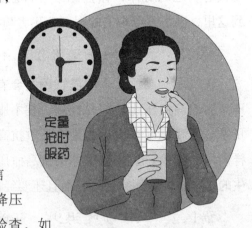

定量按时服药

果同时具有其中三项危险信号以上，就已经处于心脏病的边缘，千万不要忽视日常保健护理。日常则需要注意增减衣物、进行适合的体育锻炼，应早睡早起，临睡前不宜看紧张、恐怖的电视。

2.身心愉快

美国心脏病学专家森曼博士与弗里德曼博士把人的性格分为A型与B型。认为A型性格的人易急躁，做事缺乏耐心，好强心胜，不知满足，所以A型性格的人易患心脏病。而B型性格的人遇事从容安逸，不争强好胜，他们得冠心病的几率很少。国外有的学者经过实验认为，人的性格与心脏病的发病是有一定的关系的。他们指出：情绪波动大、易激动的冠心病者的发病率比遇事冷静、不慌张的人大约高6倍。

性情急躁，冠状动脉供血不良。所以，在日常生活中，心脏病患者由于情绪激动，情绪变化，造成猝死的现象是常有的。具有A型性格的人要努力把自己改变成B型性格，以减少患心脏病的几率或发病次数。

3.劳逸结合

英国和日本科研机构共同进行的一项最新研究成果显示，长时间工作、休息和睡眠不足是人类健康的最大杀手，会引发心脏病等突发性疾病。据一个研究报告显示："每周工作60小时以上、长期睡眠不足的人，心脏病发作的概率可能是普通人的两倍。""连续两晚睡眠时间少于5小时，心脏病发作的可能性比正常状态高出一至两倍。"

同时，还应避免过重体力劳动或突然用力，不要劳累过度。走路、上楼梯、骑车宜慢，否则会引起心率加快，血压增高，诱发心绞痛。饱餐后不宜运动。寒冷会使血管收缩，减少心肌供血而产生疼痛，应注意保暖。

秋季饮食，"红黄绿白黑"多彩食物帮你解忧愁

秋季预防心血管病发作，最好在饮食上坚持"红黄绿白黑"的原则。红色的如番茄，还对老年男性的前列腺健康有好处，红辣椒不但可以提味还可以稳定人的情绪，还有红萝卜；黄色的如胡萝卜、玉米、南瓜；绿色的除了绿色蔬菜还有绿茶，绿茶对降血脂、降血黏

度、改善心脑血管供血和预防癌症方面都有明显的益处；白色的如燕麦片、燕麦粉，保健作用最为理想，有恒定、良好的降血脂作用；黑色的如黑木耳，具有明确的抗血小板聚集、抗血液凝固、降胆固醇的作用。具体可以参照以下食疗方：

1.蒜蓉蒸茄子

茄子100克，去皮，将茄子切成10厘米左右的长条，蒜头、生姜各适量切成末待用；将茄子放在盘里，上锅隔水蒸15分钟；锅中倒入少许底油，将蒜末、姜末放入锅中翻炒，等蒜末、姜末变色后，加点生抽、糖、盐、葱花和鸡精调味；茄子隔水蒸15分钟后取出，倒出蒸盘子里蒸茄子出的水分，然后浇上调的汁搅拌均匀即可。

> 茄子中含有蛋白质、脂肪、碳水化合物以及钙、磷、铁、钾等多种营养成分，尤其是紫茄子中含有丰富的维生素E和维生素P，这两种成分可促使胆固醇降低、毛细血管弹性提高，对心脑血管尤其是冠心病患者有很好的保护作用。大蒜中含有大蒜精油，精油中含有硫化合物的混合物，对血脂过高有明显的降脂作用。

2.木耳拌芹菜

50克黑木耳，芹菜100克。将水发黑木耳洗净，下沸水锅烫一下捞出沥水，冷后装盘；芹菜去杂洗净，切成0.5厘米长的小段，下沸水稍焯片刻，捞出后与黑木耳同装一盘；取1个小碗，放入精盐、味精、白糖、麻油、胡椒粉及少量冷开水，兑成调味汁，倒入黑木耳芹菜盘中，拌匀食用。

> 芹菜主要含有挥发油、甘露醇等，是辅助治疗高血压病及其并发症的首选之品。对于血管硬化、神经衰弱患者亦有辅助治

疗作用。食用木耳则能刺激肠胃蠕动，加速胆固醇排出体外。此外，黑木耳中含抗血小板凝集物质，对于动脉硬化、冠心病及阻塞性脑卒中有较好的保健效果。

3.绿豆薏米露

绿豆60克，薏苡仁30克，糙米100克，将绿豆、薏苡仁、糙米分别置于清水中浸泡4小时；绿豆、薏苡仁、糙米与水放入锅中蒸，再将蒸好的粥放入果汁机中，打至成烂泥状为止。

绿豆营养丰富，含有大量的膳食纤维，对治疗动脉粥样硬化，减少血液中的胆固醇有明显作用。薏苡仁中也含有丰富的水溶性纤维，可以加速肝排除胆固醇，保护心脏健康。

此外，心血管患者的烹饪习惯对饮食健康也很重要。比如，吃饭要细嚼慢咽，但也要注意控制时间。再比如，鸡精与味精一样，都要少吃。因为两者的成分基本是一样的，比起味精来，鸡精不见得就更安全健康。

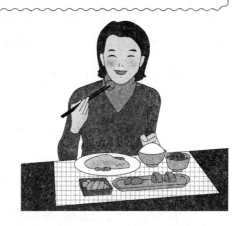

 ## 寒冬起居，心脑血管病患者尤其要注意

冬天来临，随着天气的逐渐变冷，心脑血管疾病开始进入高发季节。那么，在天气迅速转冷时，心脑血管病患者如何正确保健安全过冬呢？专家为患者提出了5条保健方法。

1.注意保暖，洗澡莫久

血管尤其是冠状动脉冬季寒冷时容易收缩、痉挛，供血不足，并可能导致栓塞。建议室内温度最好在18～25℃，室内外温差不要太大，房间要经常通风。

但要注意，如果是洗澡，水温最好与体温相当，且尽可能不要在饥饿的情况下进行。此外，洗澡不要着凉且时间不宜过长，以免造成心脑缺血，诱发心脏病。

2.进补适度，多水少辣

冬季人们运动本来就少，加之大量进补热性食物和滋补药酒，很容易造成血脂增高，诱发心脑血管疾病。

冬季喝水较少，容易使血液浓缩，加重心脏负担。冠心病患者在寒冷季节要多喝开水，多吃一些容易消化和富含营养的清淡食物。如果喜欢吃辣，尽量要防止便秘发生。排便过于用力会使腹内压力增高，回心血流量增加，心脏负荷加重，容易诱发心绞痛和心肌梗死。所以，冠心病患者应养成良好的排便习惯。

3.不宜晨练，下午慢动

心脑血管病患者可适当运动，但由于每天上午6～12时是冠心病患者出现心肌缺血和心律失常的高发时段，因此，冠心病患者晨起时突然大幅度锻炼，神经兴奋性突然增高，极易诱发心脑血管疾病。建议选择下午进行散步、慢跑、打太极拳等运动。

4.控制情绪，淡然面对

情绪激动是心脑血管病的大忌，冠心病高血脂患者尤其要放宽胸怀，不要让情绪起伏太大，以平常心坦然面对挫折，时刻关注身体可能出现的发病征兆。比如老年人如出现头疼、呕吐、肢体出现麻木、活动障碍及胸闷、胸痛、牙痛、左上肢麻木等，都可能是心脑血管发病的前兆。

5.携带药盒，以备急救

冠心病、高血压是一种慢性器质性疾病，目前还无法根治。老人应准备保健药盒随身携带，用于治疗心绞痛、心肌梗死、高血压的疗效确切的急救药品，如硝酸甘油、硝酸异山梨酯（消心痛）、麝香保心丸、速效救心丸、硝苯地平缓释片等。

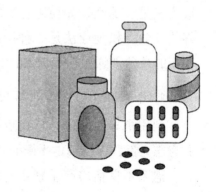

值得一提的是，对于已经进行支架植入术的冠心病患者二级预防更为重要。除了上述预防措施外，还应长期坚持服用硫酸氯吡格雷联合肠溶阿司匹林抗血小板药。有条件者可终身服用硫酸氯吡格雷，术后最少服药1年。

冬季护心，助你强健心肌功能

在中国，每年死于各种冠心病的人数超过100万，其中35～55岁中青年男性冠心病死亡增加最迅速。进入冬季，又到心脑血管疾病高发期。寒冷刺激使心脏血液供应需要量增加，又因冠状动脉的收缩而减少了对心脏的血液供应量，两方面均能促使心肌缺血，诱发心绞痛。如果心肌缺血很严重或持续时间很长，则发生急性心肌梗死。此外，寒冷还可能影响血小板的功能，使其黏滞度增高，易形成动脉血栓。因此如何在冬春季节进行二级预防是广大冠心病患者关心的问题，而此时，对于长期坚持用药和饮食调整的患者来说，很大程度上已经养成了一种习惯，所以，缓解、消除冬季出现恐惧、担忧等心理就显得尤为重要。

心肌梗死是冠心病的严重表现，而心理社会因素与心肌梗死的发病密切相关。据我国有关资料显示，有1/3～1/2的心肌梗死病例发病前有程度不同的社会心理因素，其中情绪激动或心理紧张及体力劳动最为多见。那么，如何进行防范呢？研究证明，松弛疗法对本病有较好的疗效。松弛疗法是一种行为治疗的方法，也是多种心理治疗时所采用的基础训练和心理训练的实用有效方法。常用的松弛疗法有：

1.自我暗示松弛训练法

利用指导性短语，自我暗示、自我命令，消除紧张恐惧心理，增强意志力量，保持镇定平衡的心理状态。

遇到不良情境产生紧张、恐惧和焦虑情绪时，运用自己充分和逼真的想象力，主动地想象最能使自己感到轻松愉快的生活情境，用以转换或对抗不良心理状态。

2.呼吸松弛训练法

吸气时双手慢慢握拳，微屈手腕，最大吸气后稍屏息一段时间，再缓慢呼气，两手放松，处于全身肌肉松弛状态。如此重复呼吸。训练时注意力高度集中，排除一切杂念，思想专一，全身肌肉放松。平时每天练习1～2次，每次10～15分钟。有计划地训练，自我体会身心松弛的效果。每一训练期（医学上称"疗程"）为15～20天。可休息几天，重复训练，以达到要求为止。可采用坐位或卧位训练，成功后则可随时在实际中应用。

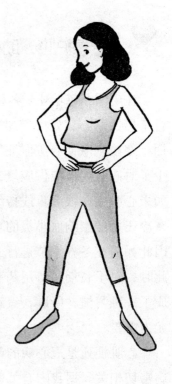

采用稳定的、缓慢的深吸气和深呼气方法，达到松弛目的。一般要求连续呼吸20次以上，每分钟呼吸频率在10～15次左右（视人而异，要事先通过定期自我训练，在实践中自我体会，确定最佳呼吸频率，并要求训练成熟后再实际应用）。

3.简单易学的放松训练法

选择安静的环境，舒适的姿势，进行闭目养神。尽量放松全身肌肉，从脚开始逐渐进行到面部，完全放松。用鼻呼吸，并能意识到自己的呼吸。呼气时默诵，吸气时默诵。持续20分钟，可以睁开眼睛核对时间，但不能用"报警器"。结束时首先闭眼而后睁开眼睛，安静地坐几分钟。不要担心是否能成功地达到深度的松弛，耐心地维持被动心态。让松弛按自己的步调出现。当分心的思想出现时不要理睬它，并继续默诵。随后松弛反应将不费力地来到。进行这种训练，每天1~2次。不要在饭后1小时内进行，因消化过程可能会干扰预期效果。

此外，冠心病患者必须经常提醒自己遇事要心平气和，增加耐性；宽恕别人不仅能给自己带来平静和安宁，有益于冠心病的康复。所以人们把宽恕称作"精神补品和心理健康不可缺少的维生素"。再者，要积极矫正一些危险行为，比如，吸烟、酗酒、过食和肥胖、缺少运动等"行为危险因素"。